Sandra Höfer

Wie viel Bindung ist nötig?

Sandra Höfer

Wie viel Bindung ist nötig?

Eine kritische Analyse stationärer Hilfen zur Erziehung

Tectum Verlag

Sandra Höfer

Wie viel Bindung ist nötig?
Eine kritische Analyse stationärer Hilfen zur Erziehung
ISBN: 978-3-8288-2436-2
Umschlagabbildung: photocase.com © pundo3000
Umschlaggestaltung: Norman Rinkenberger | Tectum Verlag

Besuchen Sie uns im Internet
www.tectum-verlag.de

Bibliografische Informationen der Deutschen Nationalbibliothek
Die Deutsche Nationalbibliothek verzeichnet diese Publikation in der Deutschen Nationalbibliografie; detaillierte bibliografische Angaben sind im Internet über http://dnb.ddb.de abrufbar.

Danksagung

Die vorliegende Diplomarbeit war im Fachbereich Sozialwesen der Fachhochschule Jena angesiedelt. Zum Gelingen haben verschiedene Personen beigetragen, denen ich an dieser Stelle herzlich danken möchte.

Zunächst gilt mein Dank Frau Prof. Dr. Heike Ludwig für die Betreuung der Arbeit. Danken möchte ich auch Prof. Dr. Georg Neubauer für die Übernahme der Zweitbegutachtung.

Besonderen Dank schulde ich Frau Annelies Wilhelmi für die konstruktiven Anregungen. Weiterhin danke ich meiner Freundin Nadine Klette für ihre Mühe beim Korrekturlesen.

Des Weiteren danke ich von ganzem Herzen meinen Eltern, Ursula und Lothar Höfer, und auch meinen Tanten, Dorothea Bludau und Helga Demmler, die mir durch ihre fortwährende Unterstützung das Studium und diese Arbeit ermöglichten und sie mit großer Anteilnahme verfolgt haben.

Schließlich gebührt mein herzlichster Dank meinem Lebensgefährten Stephan Rost für seine Unterstützung, das Verständnis und die aufgebrachte Geduld.

Inhaltsverzeichnis

Abkürzungsverzeichnis

AAI	Adult Attachment Interview (Erwachsenenbindungsinterview)
ASCT	Attachment Story Completion Tasks (Geschichtenergänzungsverfahren)
BGB	Bürgerliches Gesetzbuch
CAI	Child Attachment Interview (Bindungsinterview für Kinder)
FGG	Freiwilliges Gerichtsbarkeitsgesetz
GG	Grundgesetz
Kap.	Kapitel
KICK	Kinder- und Jugendhilfeweiterentwicklungsgesetz
KJHG	Kinder- und Jugendhilfegesetz/Achtes Buch Sozialgesetzbuch
IQ	Intelligenzquotient
PTBS	Posttraumatische Belastungsstörung
SAT	Separation Anxiety Test (Trennungsangst-Test)
SGB VIII	Achtes Buch Sozialgesetzbuch/Kinder- und Jugendhilfegesetz
StGB	Strafgesetzbuch
WHO	World Health Organisation (Weltgesundheitsorganisation)

1. Einleitung

Die vorliegende Arbeit befasst sich insbesondere mit den Theorien und Forschungsbefunden der auf den Arbeiten von John Bowlby und Mary Ainsworth aufbauenden Bindungsforschung sowie deren Bedeutung für die stationären Hilfen zur Erziehung nach den §§ 33 und 34 SGB VIII.

Der englische Psychoanalytiker und Kinderpsychiater John Bowlby entwickelte in den 1950er Jahren die Bindungstheorie, deren Thesen vor allem das Resultat einer kritischen Auseinandersetzung mit der psychoanalytischen Tradition und der Einbeziehung von Erkenntnissen aus der Tierverhaltensforschung, sog. Ethologie darstellten. (vgl. Bowlby, John 2002, 19–20)
Neben und in Zusammenarbeit mit Bowlby war es die kanadische Psychologin Mary Ainsworth, welche durch ihre Forschungsarbeiten die Thesen der Bindungstheorie der empirischen Forschung zugänglich machte und somit entscheidende Impulse für die Bindungsforschung gab, was zu einem Anstieg des Interesses an Bindungsforschung führte, welches bis in die Gegenwart anhält (vgl. Spangler, Gottfried/Zimmermann, Peter 2002, 9)
Die Ergebnisse der Bindungsforschung liefern für das Verständnis kindlicher Entwicklung sowie für die Aufklärung der psychischen und sozialen Auswirkungen von Trennungen, Gewalt, sexuellen Missbrauch und Vernachlässigung wichtige Beiträge.

Der Auftrag der Kinder- und Jugendhilfe ist das Recht von Kindern und Jugendlichen auf Entwicklungsförderung und Erziehung zu einer gemeinschaftsfähigen sowie eigenverantwortlichen Persönlichkeit zu verwirklichen, indem sie insbesondere Unterstützungsleistungen für die Familien anbietet und den Schutz des Wohles von Kindern und Jugendlichen gewährleistet. (vgl. §§ 1 Abs. 1 und 3; 8a SGB VIII)
Um diesen Auftrag einzulösen, können im Einzelfall eine vorläufige Schutzmaßnahme, d. h. eine Inobhutnahme des Kindes oder Jugendlichen und ggf. anschließend die Unterbringung außerhalb der Herkunftsfamilie erforderlich werden. (vgl. § 8a Abs. 3 S. 2 i. V. m. §§ 42; 27 SGB VIII)
Im Jahr 2006 wurden 18.879[1] Kinder und Jugendliche in Deutschland wegen Gefährdung in Obhut genommen. (vgl. Statistisches Bundesamt 2007)

---

1 Die Statistik weist eine Anzahl von 18.728 Inobhutnahmen und 151 Herausnahmen aus. Die Herausnahmen wurden durch den Verfasser zu den Inobhutnahmen addiert, da seit 2005 durch die Neufassung des SGB VIII, sog. KICK § 43 SGB VIII (Herausnahme) weggefallen ist und dessen Bestimmungen in den § 42 SGB VIII (Inobhutnahmen) integriert wurden.

Ende des Jahres 2005 befanden sich 99.372 Kinder und Jugendliche unter 18 Jahren in stationären Hilfen zur Erziehung. Davon waren 47,8 % in einer Pflegefamilie, sog. Vollzeitpflege gemäß § 33 SGB VIII, und 52,2 % in einem Heim oder einer sonstigen betreuten Wohnform nach § 34 SGB VIII untergebracht. (vgl. Statistisches Bundesamt 2007)

Im Kontext der stationären Hilfen zur Erziehung und auch der Inobhutnahmen sind Kinder und Jugendliche mit Trennungserfahrungen konfrontiert. Zusätzlich haben viele Heim- und Pflegekinder in ihrer Vergangenheit bereits Trennungen, Vernachlässigung und/oder Misshandlungen erleben müssen. Oftmals zeigen diese Kinder und Jugendlichen auch auffälliges Verhalten und ungünstige Entwicklungsverläufe. Die Erkenntnisse der Bindungsforschung können zu einem besseren Verständnis der Verhaltensweisen und Entwicklungswege dieser Kinder und Jugendlichen beitragen. Des Weiteren können diese Forschungsergebnisse Antworten zu Fragen der Notwendigkeit von Fremdplatzierungen und deren Gestaltung liefern.

Intention dieser Arbeit ist es, anhand einer Literaturrecherche, die zuvor getroffenen Aussagen zu belegen, d. h. nachzuweisen, dass viele Verhaltensweisen, Entwicklungsstörungen und Lebensläufe von Heim- und Pflegekindern in engem Zusammenhang mit ihren Bindungserfahrungen stehen, und somit die Bedeutung bindungstheoretischer Erkenntnisse insbesondere im Kontext der stationären Hilfen zur Erziehung herauszustellen sowie die sich aus den Forschungsergebnissen ergebenden Konsequenzen für die sozialpädagogische Praxis abzuleiten. Gleichzeitig wird der Versuch unternommen, zu überprüfen inwieweit die Ergebnisse der Bindungsforschung bereits in der Praxis umgesetzt werden bzw. in welchen Bereichen Änderungen nötig wären.

In einem ersten Schritt werden zunächst grundlegende Informationen zur Vollzeitpflege, zur Heimerziehung und zu vorläufigen Schutzmaßnahmen gegeben. Innerhalb dieses Kapitels werden die rechtlichen Grundlagen erläutert und u. a. Aussagen zur Anzahl von Heim- und Pflegekindern, zur Dauer stationärer Hilfen sowie zu vorläufigen Schutzmaßnahmen, unter Einbeziehung der Statistiken der Kinder- und Jugendhilfe, getroffen.
Weiterhin wird die praktische Gestaltung der Interventionen sowie Verhaltensweisen und Entwicklungsverläufe von Heim- und Pflegekindern, die häufig in der Praxis beobachtet werden, beschrieben.
Ein weiterer Bestandteil ist der Versuch zu überprüfen, welche Gründe häufig zur Intervention führten. In diesen Abschnitt werden Begriffsdefinitionen zur Vernachlässigung, Misshandlung und sexuellem Missbrauch eingefügt.

Im 3. Kapitel werden Grundlagen der Bindungstheorie und der Bindungsforschung sowie relevante Studien und Forschungsergebnisse dargestellt.
Ziel der Ausführungen in diesem Kapitel ist es, die möglichen Auswirkungen von Trennungen, Gewalterfahrungen und Vernachlässigungen auf die Entwicklung von Kindern und Jugendlichen zu beleuchten sowie, durch die Integration der Ergebnisse der entwicklungspsychopathologischen Forschung, Aussagen zu Risiko- und Schutzfaktoren zu treffen. Dazu werden auch Studien herangezogen, die das Erwachsenenalter mit einbeziehen, um langfristige Folgen darstellen zu können.
Es besteht ein Zusammenhang zwischen den Ergebnissen der Bindungsforschung und Erkenntnissen anderer Forschungsrichtungen, was innerhalb des 3. Kapitels aufgezeigt werden wird. Unter anderem ist hierbei die bereits erwähnte entwicklungspsychopathologische Forschung von Bedeutung. Des Weiteren werden u. a. Erkenntnisse der Psychotraumatologie, der Neurobiologie und der Ethologie integriert, weil diese die bindungstheoretischen Forschungsergebnisse bestätigen und/oder ergänzen. Eine Definition der verwendeten Begriffe findet im jeweiligen Abschnitt statt.

Anschließend wird im 4. Kapitel der Versuch unternommen, auf Grundlage der zuvor dargestellten Erkenntnisse mögliche Konsequenzen für die Praxis sozialpädagogischer Interventionen, insbesondere für die stationären Hilfen zur Erziehung abzuleiten.

An dieser Stelle wird vorab darauf hingewiesen, dass im Verlauf der Arbeit, aus Gründen der besseren Lesbarkeit, maskuline Bezeichnungen Anwendung finden, dabei ist die feminine Form selbstverständlich mit eingeschlossen.
Ebenfalls zu erwähnen ist, dass mit den Bezeichnungen »Heimkinder« und »Pflegekinder«, Kinder und Jugendliche im Alter von 0 bis unter 18 Jahren gemeint sind. Beziehen sich Angaben nur auf eine bestimmte Altersgruppe, wird dies explizit Erwähnung finden.

2. Stationäre Hilfen zur Erziehung und Inobhutnahme

Unter dem Begriff Hilfen zur Erziehung sind im Allgemeinen die beratenden, begleitenden oder betreuenden sozialpädagogischen Hilfsangebote, unterschiedlichen Intensitätsgrades und verschiedener Konzeption, der Kinder- und Jugendhilfe zu verstehen, die, seit 1990, mit dem Inkrafttreten des Kinder- und Jugendhilfegesetzes (KJHG), welches dem Achten Buch des Sozialgesetzbuches (SGB VIII) entspricht, eine rechtliche Grundlage erhielten und insbesondere in einem Katalog, welcher die §§ 28–35 SGB VIII umfasst, differenziert beschrieben werden.
Zu den ambulanten Angeboten zählen z. B. Erziehungsberatung, Soziale Gruppenarbeit, Sozialpädagogische Familienhilfe, Erziehungsbeistand und Betreuungshelfer.
Die Tagesgruppe als teilstationäres Hilfearrangement soll einen tatsächlichen Lebensort für Kinder sowie Jugendliche neben Familie und Schule darstellen. Ziel dabei ist es, durch schulische Förderung, soziales Lernen in der Gruppe und Elternarbeit, die Entwicklung zu unterstützen und somit den Verbleib des Kindes oder Jugendlichen in der Familie zu sichern.
Vollzeitpflege, d. h. die Erziehung in einer anderen (Pflege)Familie, und Heimerziehung sind stationäre Hilfsangebote, bei denen unter bestimmten Voraussetzungen Kinder sowie Jugendliche über Tag und Nacht außerhalb der Herkunftsfamilie untergebracht werden. In der Literatur ist auch die Unterscheidung der Hilfen in familienunterstützend (z. B. Erziehungsberatung, Sozialpädagogische Familienhilfe), -ergänzend (z. B. Soziale Gruppenarbeit, Tagesgruppe) und -ersetzend zu finden. (vgl. Birtsch, V/Münstermann, K./Trede, W. (Hrsg.) 2001, 9–11)

Den im KJHG aufgelisteten Hilfen zur Erziehung liegt keine abstrakte Rangordnung zugrunde, d. h. sie stehen gleichberechtigt nebeneinander, da sich Umfang und Art der Hilfe nach dem erzieherischen Bedarf im Einzelfall richten, d. h. bietet z. B. die Heimerziehung für ein Kind oder Jugendlichen die optimalen Entwicklungs- und Förderungsbedingungen, dann ist diese gegenüber den ambulanten Maßnahmen nicht nachrangig zu behandeln. (vgl. Bürger, U. 2001, 650)
Des Weiteren ist der Katalog nicht abschließend geregelt, was die Entwicklung neuer Hilfeformen ermöglichen soll. (vgl. Wiesner, R. 2001, 337–338)
Die Intention der gesetzlichen Normierung war es, die Reformprozesse der Jugendhilfe seit den 1960er Jahren rechtlich abzusichern und die, trotz der sich in den 1980er Jahren vielfältig entwickelten ambulanten Hilfeformen, dominanten klassischen Formen der Heimerziehung und der Pflegefamilie durch individuell bedarfsgerechtere Hilfen abzulösen. Bundesweit hat sich bis zum gegenwärtigen Zeitpunkt „[...] ein quantita-

tiv breites und inhaltlich differenziertes System ambulanter und stationärer Hilfen zur Erziehung entwickelt [...]." (Birtsch, V./Münstermann, K./Trede, W. 2001, 13)

Die erwähnten Reformbemühungen seit den 1960er Jahren hatten zum Ziel die Angebote der Jugendhilfe am Hilfeadressaten zu orientieren, was die Anerkennung der spezifischen Lebenswelt, d. h. sozialräumliche Gegebenheiten, biografische Eigenheiten, einschloss und entsprechend den individuellen Bedürfnissen zu organisieren waren. Der 8. Jugendbericht von 1990, welcher vom Bundesministerium für Jugend, Familie, Frauen und Gesundheit parallel zum neuen KJHG herausgebracht wurde, fasst pragmatisch die sich aus den Reformbestrebungen entwickelten Strukturmaximen einer lebensweltorientierten Jugendhilfe und damit auch der Hilfen zur Erziehung wie folgt zusammen:

- Präventive Ausrichtung der Jugendhilfe, d. h. Hilfe soll frühzeitig angeboten werden,
- Regionalisierung und Dezentralisierung der Angebote, was bedeutet, dass eine leichte Erreichbarkeit gegeben sein soll,
- Alltagsorientierung,
- Integration der Hilfeadressaten, d. h. Erhaltung der Lebenswelt unter Verhinderung von gesellschaftlicher Ausgrenzung, und
- Partizipation der Adressaten am Hilfeprozess, was der Erkenntnis geschuldet ist, dass eine wirksame Hilfe nur zustande kommt, wenn der Adressat aktiv an der Gestaltung beteiligt wird und dadurch die Hilfe akzeptieren kann. (vgl. Galuske, M. 2007, 58)

Resultat dieser Entwicklungen war nicht nur der Ausbau ambulanter Hilfen, sondern auch Veränderungen in der Einstellung zu und in der Gestaltung stationärer Hilfen. (vgl. Galuske, M. 2002, 298–309)
Als grundlegendes Credo im Bereich der öffentlichen Hilfen hat sich herausgebildet, dass stationäre Hilfen möglichst zu vermeiden sind. Ist eine Fremdplatzierung unvermeidbar und eine Unterbringung in einer Pflegefamilie nicht möglich, so soll ein Heimaufenthalt nur von kurzer Dauer, in möglichst kleinen Wohneinheiten, die am normalen Alltag orientiert und an den sozialen Nahraum angeschlossen sind, organisiert sein. (vgl. Trede, W. 2001, 200–207)
Für die stationären Hilfen insgesamt gilt, dass die Gestaltung zum bisherigen Lebensumfeld bewusst vorgenommen und nicht unterbunden wird sowie die Beteiligung der Eltern und Kinder an der Hilfeplanung. (vgl. Birtsch, V./Münstermann, K./Trede, W. (Hrsg.) 2001, 18)
Des Weiteren sind den Eltern Hilfen anzubieten, welche sie befähigen ihrer Erziehungsverantwortung wieder zu entsprechen und damit die

Rückkehr des Kindes in die Herkunftsfamilie ermöglichen können. (vgl. Fieseler, G./Herborth, R. 1996, 22-23)

In Bezug auf die individuellen Bedürfnisse der Hilfeadressaten hat sich für die stationären Hilfen eine Vielfalt von Angeboten herausgebildet. Beispiele für Formen der Heimerziehung sind:

- Heime mit Schichtdienstbetreuung und mehreren Gruppen,
- Wohngruppen, in denen Kinder und Jugendliche von einem professionell ausgebildeten Team im Schichtdienst betreut werden,
- Wohngruppen mit einer stärker familienorientierten Konzeption, d. h. die Pädagogen leben mit den Kindern zusammen,
- »Wochengruppen«, bei denen die Kinder die Wochenenden in der Herkunftsfamilie verbringen,
- Jugendwohngemeinschaften, in denen Jugendliche zur Verselbständigung weniger intensiv von Pädagogen betreut werden,
- Erziehungsstellen, in denen 1-2 Kinder in der Familie eines Pädagogen untergebracht werden, allerdings mit Anbindung an eine Heimeinrichtung, oder
- Angebote, bei denen gesamte Familien gemeinsam stationär untergebracht werden.
  (vgl. Bürger, U. 2001, 647; vgl. Biermann, B. 2001, 611)

Bei den Angeboten der Vollzeitpflege sind Kurz- und Bereitschaftspflegestellen sowie die Dauerpflege zu unterscheiden.
Kurzzeitpflegestellen nehmen Kinder auf, deren Eltern für einen absehbaren Zeitraum verhindert sind, z. B. durch Krankheit oder Therapie. Die Rückkehr in die Familie ist hier die Regel.
Bei der **Bereitschaftspflege** werden Kinder und Jugendliche in Notsituationen untergebracht bis die Problemlage und der weitere Verlauf geklärt sind. Diese Unterbringung sollte nur kurzfristig und kann im Rahmen der Inobhutnahme von Bedeutung sein.
Die **Dauerpflege** kann Resultat der Klärung der Problemlage sein. Sie ist meist unbefristet und die mögliche Rückkehr in die Herkunftsfamilie an Veränderungsbedingungen der familiären Situation geknüpft. (vgl. Biermann, B. 2001, 611-613) Die Dauervollzeitpflege wird überwiegend von nicht speziell pädagogisch ausgebildeten Personen erbracht. Vollzeitpflege kann auch von Verwandten, z. B. den Großeltern, erbracht werden.

Erwähnenswert ist noch die Variante der professionellen Pflegestelle, welche sich durch die spezielle pädagogische Qualifikation der Pflegepersonen kennzeichnet. Der Unterschied zur Erziehungsstelle gemäß

§ 34 SGB VIII liegt hauptsächlich in der Finanzierung sowie im arbeits- und sozialrechtlichen Status. (vgl. Biermann, B. 2001, 624)

Die Inobhutnahme zählt nicht zu den Hilfen zur Erziehung, ist aber im Rahmen dieser Arbeit von Bedeutung, weil sie ebenfalls eine Trennung des Kindes oder Jugendlichen von seinem gewohnten sozialen Umfeld mit sich bringt und im Rahmen der Klärung von Problemlagen und Hilfebedarfen die Notwendigkeit einer stationären Hilfe zur Erziehung zum Vorschein bringen kann. (vgl. Wiesner, R. 2001, 346) Die Inobhutnahme erfolgt mit dem Ziel vorübergehend Schutz zu gewähren und zur Lösung der zugrunde liegenden Problemlagen beizutragen.

Erwähnenswert ist des Weiteren, dass die Gewährung von Hilfen zur Erziehung von gesellschaftlichen Bewertungsprozessen abhängt, d. h. die in einer Gesellschaft anerkannten Verhaltensregeln, sog. Normen, und Werte sind ausschlaggebend, ob das Verhalten einer Person als abweichend angesehen wird. „Erziehungshilfen werden nämlich dann »gewährt«, wenn das Aufwachsen in der Familie - und in den regulären Erziehungs- und Bildungsinstitutionen wie dem Kindergarten oder der Schule - von den Eltern und/oder dem Kind selbst oder von Außenstehenden (Schule, Nachbarschaft, Polizei etc.) als irgendwie problematisch, abweichend, störend oder psychisch auffällig eingeschätzt wird." (Birtsch, V./Münstermann, K./Trede, W. 2001, 13)
Hierbei kommen die grundlegenden Gemeinsamkeiten der Hilfen zur Erziehung deutlich zum Vorschein. Insgesamt stellen die Hilfen zur Erziehung als gesellschaftliche Funktion ein ergänzendes und ausgleichendes Sozialisationsfeld dar, deren Intention die Einlösung eines gesetzlichen Anspruches sowie die Veränderung problematischer Verhältnisse ist, mit dem Schwerpunkt der gesellschaftlichen Integration und der Verselbständigung der Hilfeadressaten, wobei das soziale Umfeld mit einbezogen wird. (vgl. ebd., 11-14)

In den nachfolgenden Abschnitten werden die zuvor nur grob angerissenen Grundlagen konkretisiert und die in der Praxis anzutreffenden Problematiken näher erläutert.

2.1 Rechtliche Grundlagen

Pflege und Erziehung des Kindes sind das Recht und die Pflicht der Eltern. Der Staat wacht über die Wahrnehmung dieser Aufgabe

im Interesse des Kindes oder Jugendlichen. (vgl. Art. 6 Abs. 2 GG; vgl. § 1 Abs. 2 SGB VIII).
Recht bzw. Pflicht der Eltern zur Pflege und Erziehung wird im BGB konkretisiert. § 1627 BGB besagt, dass Eltern die elterliche Sorge zum Wohle des Kindes auszuüben haben. Dies bedeutet, dass Kinder ein Recht auf gewaltfreie Erziehung haben, welches körperliche Bestrafung, seelische Verletzung und entwürdigende Maßnahmen ausschließt (vgl. § 1631 Abs. 2 BGB).
Der Auftrag der Kinder- und Jugendhilfe ist das Recht von jungen Menschen auf Entwicklungsförderung und Erziehung zu einer gemeinschaftsfähigen und eigenverantwortlichen Persönlichkeit zu verwirklichen, welches durch den Gesetzgeber im § 1 Abs. 1 SGB VIII festgeschrieben und damit die Aufgabenbestimmung bewusst von der Position des Kindes aus vorgenommen wurde.
Es ist darauf hinzuweisen, dass das Gesetz Personen unter 27 Jahren als junge Menschen definiert. (vgl. § 7 Abs. 1 Nr. 4 SGB VIII)
Aus dieser Gesetzeskonstellation, welche einerseits die Eltern als vorrangige Erziehungsinstanz ausweist und andererseits das Recht des Kindes und Jugendlichen hervorhebt, ergeben sich die unterschiedlichen Funktionen der Kinder- und Jugendhilfe in Bezug auf Recht und Pflicht der Eltern zur Erziehung. (vgl. Wiesner, R. 2001, 332)
An erster Stelle hat sie die Eltern zu beraten und zu unterstützen. Liegt eine Gefährdung des Kindes oder Jugendlichen vor, ist ihr vorrangiger Auftrag der Schutz des Kindes oder des Jugendlichen. (vgl. § 1 Abs. 3 Nr. 2 und Nr. 3 SGB VIII)
Es handelt sich hierbei um eine Garantenstellung der Jugendämter, die durch das SGB VIII und das Grundgesetz zum Schutz verpflichtet sind, d. h. wird der Schutz nicht gewährt, können die Mitarbeiter strafrechtlich zur Verantwortung gezogen werden. (vgl. Papenheim, H.-G./Baltes, J./Tiemann, B. 2002, 94)
Aus der Perspektive von Kindern oder Jugendlichen ergibt sich aus dieser Gesetzeskonstellation, dass sie „[...] Partner des Sorgerechtsverhältnisses zu den Eltern mit den daraus resultierenden Rechten und Pflichten [...]" sind, d. h. sie müssen sich erziehen lassen. (Wiesner, R. 2001, 333; 336)
Im Sinne des SGB VIII werden Personen unter 14 Jahren als Kinder bezeichnet. Jugendlicher nach dem Gesetz ist, wer das 14. Lebensjahr vollendet, aber noch nicht 18 Jahre alt ist. Ab Vollendung des 18. Lebensjahres bis unter 27-jährige gelten als junge Volljährige. (vgl. § 7 Abs. 1 Nr. 1-3)

Der Schutzauftrag der Kinder- und Jugendhilfe wird im § 8a SGB VIII konkretisiert. Mit dem Bekanntwerden einer Kindeswohlgefährdung muss das Jugendamt nach § 8a SGB VIII tätig werden. Es muss das Gefährdungsrisiko unter Mitwirkung anderer Fachkräfte abschätzen und darauf hinwirken, dass die Sorgeberechtigten notwendig erscheinende Hilfen in Anspruch nehmen, die zur Abwendung der Gefährdung Vorrang vor einem Eingriff in das Elternrecht haben. (vgl. § 1666a BGB) Insbesondere sind hier die Hilfen zur Erziehung nach den §§ 27 ff SGB VIII relevant.

Das Jugendamt hat das Familiengericht anzurufen, wenn es dies für notwendig erachtet bzw. wenn die Sorgeberechtigten bei der Abwendung der Gefahr nicht mitwirken wollen oder können. Hilfen können dann vom Gericht auch gegen den Willen der Eltern angeordnet werden. (vgl. § 1666 Abs. 1 BGB)
Besteht eine dringende Gefahr für das Kind oder den Jugendlichen und kann eine Gerichtsentscheidung nicht abgewartet werden, ist das Jugendamt zur Inobhutnahme verpflichtet. (vgl. § 8a SGB VIII)

Der Begriff »Kindeswohlgefährdung« ist ein unbestimmter Rechtsbegriff, welcher einer Auslegung bedarf. Das BGB formuliert abstrakt, dass eine Gefährdung vorliegt, wenn „[...]das körperliche, geistige oder seelische Wohl des Kindes oder sein Vermögen durch missbräuchliche Ausübung der elterlichen Sorge, durch Vernachlässigung des Kindes, durch unverschuldetes Versagen der Eltern oder durch das Verhalten eines Dritten [...]" beeinträchtigt wird. (§ 1666 Abs. 1 BGB)

Hilfen zur Erziehung zählen zu den Leistungen der Jugendhilfe. Die Inobhutnahme wird den »Anderen Aufgaben der Jugendhilfe« zugeordnet, neben u. a. der Mitwirkung der Jugendhilfe in Verfahren vor den Familien- oder Vormundschaftsgerichten und der Übernahme einer Amtspflegschaft oder -vormundschaft. (vgl. §§ 42, 50, 55 SGB VIII)

Als sozialpädagogische Fachbehörde unterstützt das Jugendamt die Gerichte bei jeglichen Maßnahmen, welche die Personensorge von Kindern und Jugendlichen betreffen, d. h. in Verfahren, die Recht und Pflicht zur Pflege, zur Erziehung, zur Aufsicht und zur Aufenthaltsbestimmung beinhalten. (vgl. § 1631 Abs. 1 BGB)
Die einzelnen Verfahren, in denen das Jugendamt mitwirkt, sind in den §§ 49 und 49a FGG aufgelistet. Insbesondere sind hier die Verfahren bei Kindeswohlgefährdung nach den §§ 1666 und 1666a BGB oder Verfahren, die den Umgang mit dem Kind zum Inhalt haben, zu nennen. Die Mitwirkung beinhaltet die Information der Gerichte über die Entwicklung des Kindes oder Jugendlichen, angebotene und erbrachte Leistungen sowie Vorschläge zu weiteren Möglichkeiten der Hilfen. (vgl. § 50 SGB VIII; vgl. Wiesner, R. 2001, 345)

Wird vom Familiengericht den Eltern die elterliche Sorge teilweise oder vollständig entzogen, weil die Eltern nicht gewillt oder in der Lage sind die Gefahr abzuwenden, bedarf es zur Aufgabenwahrnehmung einer anderen Person. (vgl. § 1666 Abs. 1 BGB) Abhängig davon, ob nur Teile der elterlichen Sorge oder die gesamte Personensorge entzogen werden, erfolgt die Bestellung eines Pflegers oder eines Vormundes. (vgl. §§ 1773; 1909 BGB) Nach dem BGB ist vorrangig eine geeignete Einzelperson zum Pfleger oder Vormund zu bestimmen. Ist eine solche Person nicht vorhanden, übernimmt das Jugendamt diese Aufgabe. (vgl. § 1791b Abs. 1 BGB) Aufgrund der persönlichen und zeitaufwendigen Belastung stehen nur wenige Einzelpersonen zur Verfügung, weshalb in der Regel die Amtspflegschaft oder -vormundschaft eintritt. (vgl. Wiesner, R. 2001, 345)

Hilfen zur Erziehung werden von den örtlichen Trägern der öffentlichen Jugendhilfe gewährt und unter Beteiligung anerkannter freier Träger, z. B. Verbände der freien Wohlfahrtspflege, erbracht. Örtliche Träger sind Kreise und kreisfreie Städte, die zur Aufgabenwahrnehmung ein Jugendamt errichten. (vgl. §§ 3 Abs. 2; 4 Abs. 2; 69 Abs. 1-3; 75 Abs. 3 SGB VIII)
Die Hilfen werden grundlegend im § 27 SGB VIII geregelt und in den §§ 28–35 SGB VIII konkretisiert. Die Personensorgeberechtigten, d. h. Personen, denen die elterliche Sorge zusteht, haben Anspruch auf Hilfen zur Erziehung, wenn eine dem Wohl des Kindes oder Jugendlichen entsprechende Erziehung nicht gewährleistet sowie die Hilfe für die Entwicklung notwendig und geeignet ist. (vgl. § 27 Abs. 1 SGB VIII) Das bedeutet, dass Hilfen in Betracht kommen, wenn ein Mangel in der Erziehung vorliegt, unabhängig, ob die Ursache des Mangels im Verhalten des Kindes sowie Jugendlichen oder in der unzureichenden Kompetenz der Eltern liegt. Wird der Hilfebedarf bekannt, sind die Eltern zur Inanspruchnahme einer Hilfe zu motivieren, woraus sich ergibt, dass die Initiative nicht unbedingt von den Eltern ausgehen muss und im Vorfeld ein förmlicher Antrag nicht erforderlich ist. Es ist darauf hinzuweisen, dass Hilfen zur Erziehung nicht erst in Betracht kommen, wenn eine Gefährdung vorliegt, weil nach § 27 SGB VIII bereits die Nichtgewährleistung den Anspruch begründet. Hier ist der Aspekt der Prävention deutlich zu erkennen. (vgl. Wiesner, R. 2001, 336–337)

Der im SGB VIII verankerte Katalog der Hilfen zur Erziehung verpflichtet die Jugendämter zum Bereithalten der dort aufgeführten Hilfen. Gleichzeitig bleibt die Möglichkeit offen neue Hilfen zu initiieren, was durch den Satz „Hilfe zur Erziehung wird insbesondere nach Maßgabe der §§ 28 bis 35 gewährt" zum Ausdruck kommt. (§ 27 Abs. 2 S. 1)

Die Auswahl der Hilfe hat sich am erzieherischen Bedarf im Einzelfall zu orientieren und soll das engere soziale Umfeld des Kindes oder Jugendlichen einbeziehen. (vgl. § 27 Abs. 2 SGB VIII) Hilfen richten sich dem-

nach „[…] nicht nur an das Kind oder den Jugendlichen als Individuum, sondern an das Eltern-Kind-System […]". (Wiesner, R. 2001, 343) Ist die Notwendigkeit einer stationären Hilfe angezeigt, dann sind die Eltern dahingehend zu unterstützen, dass sie innerhalb eines vertretbaren Zeitraumes, im Hinblick auf die Entwicklung des Kindes oder Jugendlichen, die Erziehung wieder selbständig übernehmen können. Während dessen soll die Beziehung des Kindes oder Jugendlichen zur Herkunftsfamilie gefördert werden, was die Zusammenarbeit von Pflegeeltern, Heimerziehern und Herkunftsfamilie impliziert. (vgl. § 37 Abs. 1 SGB VIII) Hierbei wird die sog. »Rückkehroption« angesprochen.
Ist eine dauerhafte Verbesserung der Bedingungen in der Herkunftsfamilie nicht möglich, soll eine andere auf Dauer angelegte Lebensperspektive für das Kind oder den Jugendlichen, unter Mitwirkung aller Beteiligten, erarbeitet werden. (vgl. § 37 Abs. 1 SGB VIII)

Gesetzlicher Ausdruck des fachlichen Anspruches der Partizipation der Hilfeadressaten ist insbesondere die Hilfeplanung. Wenn Hilfen zur Erziehung voraussichtlich über einen längeren Zeitraum notwendig sind, soll in Zusammenarbeit mit den Personensorgeberechtigten und dem Kind oder Jugendlichen der erzieherische Bedarf festgestellt, die Art sowie die Ausgestaltung der Hilfe erarbeitet und in einem Hilfeplan festgehalten werden. Die Hilfeplanung erfolgt weiterhin im Zusammenwirken mehrerer Fachkräfte. Sind für die Durchführung der Hilfe weitere Personen, Einrichtungen und Dienste nötig, müssen auch diese beteiligt werden. Ausgewählte Hilfen sollen regelmäßig auf ihre Angemessenheit und Notwendigkeit überprüft werden. (vgl. § 36 Abs. 2 SGB VIII) Insgesamt steht den Hilfeadressaten ein Wunsch- und Wahlrecht zu, d. h. sie sollen zwischen Trägern und Einrichtungen wählen und ihre Wünsche zur Hilfegestaltung äußern können, solange dies nicht mit unverhältnismäßigen Zusatzkosten verbunden und dem individuellen Bedarf angemessen ist. Kinder und Jugendliche sind hierbei ihrem Entwicklungsstand entsprechend an den Entscheidungen zu beteiligen. (vgl. § 5 i. V. m. § 8 Abs. 1 S. 1 SGB VIII) Auf das Wunsch- und Wahlrecht sowie die Beteiligung von Kindern und Jugendlichen wird im Zusammenhang mit den stationären Hilfen noch einmal explizit im § 36 Abs. 1 SGB VIII hingewiesen.

Nachdem in diesem Abschnitt die für alle Hilfen zur Erziehung gültigen und mit ihnen in Zusammenhang stehenden gesetzlichen Grundlagen dargelegt wurden, soll in den nächsten Abschnitten ein kurzer Überblick über die speziellen Rechtsgrundlagen der Vollzeitpflege, der Heimerziehung und der Inobhutnahme erfolgen.

2.1.1 Vollzeitpflege

Die Vollzeitpflege ist gemäß § 33 SGB VIII die Unterbringung außerhalb der Herkunftsfamilie in einer anderen (Pflege)Familie. Sie kann unter Beachtung des Alters, der Entwicklung und der persönlichen Bindungen des Kindes oder Jugendlichen sowie der Verbesserungsmöglichkeiten in der Herkunftsfamilie eine befristete Hilfe zur Erziehung oder eine dauerhafte Lebensperspektive darstellen. Verhaltens- und Persönlichkeitsdefizite des Kindes oder Jugendlichen sollen nicht zum Ausschluss der Vollzeitpflege als Hilfeform führen.

Personen, die eine Vollzeitpflege ausüben wollen, benötigen keine formelle Erlaubnis, wenn das Kind oder der Jugendliche durch das Jugendamt im Rahmen einer Hilfe zur Erziehung an sie vermittelt wurde, das Pflegekind mit ihnen verwandt/verschwägert ist oder die Dauer der Unterbringung 8 Wochen nicht überschreitet. (vgl. § 44 Abs. 1 SGB VIII) Das Jugendamt überprüft vor einer Vermittlung und während des Hilfeverlaufes, ob in der Pflegefamilie eine dem Kindeswohl förderliche Erziehung gewährleistet werden kann. (vgl. § 37 Abs. 3 SGB VIII) Pflegepersonen haben vor der Aufnahme eines Pflegekindes und während der Pflegedauer Anspruch auf Beratung und Unterstützung durch das Jugendamt. (vgl. § 37 Abs. 2 SGB VIII)

Zivilrechtlich sind Pflegeeltern befugt in Angelegenheiten des Alltags zu entscheiden und den Inhaber der Personensorge diesbezüglich zu vertreten. (vgl. § 1688 Abs. 1 BGB) Des Weiteren werden die leiblichen Eltern nach § 1632 Abs. 4 BGB gehindert das Kind oder den Jugendlichen aus der Pflegefamilie zu nehmen, wenn das Pflegeverhältnis bereits längere Zeit, regelhaft ca. 2 Jahre, besteht und die Herausnahme das Kindeswohl gefährdet. (vgl. Biermann, B. 2001, 606)

In Bezug auf die Umgangsregelungen des Kindes mit seinen Eltern formuliert § 37 Abs. 1 S. 3 SGB VIII, dass die Beziehungen zur Herkunftsfamilie gefördert werden sollen. Allerdings sind für den Umgang auch die Regelungen des BGB relevant. Die zentrale Bestimmung zum Umgangsrecht ist § 1684 BGB. Obwohl innerhalb dieses Paragraphen eine explizite Erwähnung von fremdplatzierten Kindern und Jugendlichen nicht vorgenommen wird, ist ein entsprechender Hinweis in der regierungsamtlichen Begründung zum § 1684 BGB zu finden. Darin heißt es sinngemäß, dass den Eltern auch ein Umgangsrecht gegenüber Dritten zusteht, in deren Obhut sich das Kind oder der Jugendliche befindet. Hintergrund dieses Rechts ist die gesetzliche Vermutung, dass der Umgang des Kindes oder des Jugendlichen mit seinen Eltern dem Wohl förderlich ist. (vgl. § 1626 Abs. 3 BGB; vgl. Salgo, L. 2003)
Dem Wortlaut des § 1684 BGB nach hat das Kind oder der Jugendliche ein Recht auf Umgang mit seinen Eltern, aber nicht die Pflicht, wie es das

Gesetz für die Eltern vorsieht. Demnach kann das Kind oder der Jugendliche auch den Umgang ablehnen.
Es ergibt sich ebenfalls aus der Gesetzesnorm, dass sich die Pflegepersonen loyal gegenüber den Herkunftseltern verhalten müssen, z. B. haben abwertende Aussagen über die Herkunftsfamilie zu unterbleiben. Dies gilt auch umgekehrt.
Der Umgang kann durch das Familiengericht eingeschränkt oder ausgeschlossen werden, wenn sich daraus eine Gefährdung für das Kind oder den Jugendlichen ergibt. (vgl. Salgo, L. 2003, S. 363–366)

Kostenträger der Vollzeitpflege ist das Jugendamt, welches einen Ersatz für die materiellen Aufwendungen und die Kosten der Erziehung leistet. Die Herkunftseltern haben abhängig vom jeweiligen Einkommen einen Kostenbeitrag beizusteuern. (vgl. §§ 39; 91ff SGB VIII) Von der Heranziehung zu den Kosten ist teilweise oder ganz abzusehen, wenn dadurch Inhalt und Ziel der Hilfe gefährdet werden. (vgl. § 92 Abs. 5 SGB VIII)

2.1.2 Heimerziehung

Heimerziehung im Sinne des § 34 SGB VIII ist die außerfamiliäre Unterbringung eines Kindes oder Jugendlichen in einer Einrichtung oder einer sonstigen professionell betreuten Wohnform, die eine Verbindung zwischen Alltagsleben und pädagogischen sowie therapeutischen Angeboten darstellt.
Dieses Angebot soll, unter Berücksichtigung des Alters, der Entwicklung des Kindes oder Jugendlichen und der Verbesserungsmöglichkeiten der Bedingungen in der Herkunftsfamilie ,eine Rückkehr in die Herkunftsfamilie, die Vorbereitung zur Unterbringung in eine Pflegefamilie oder eine dauerhafte Lebensform, die auf ein selbständiges Leben vorbereitet, ermöglichen.

Einrichtungen der Heimerziehung benötigen eine Betriebserlaubnis, die mit dem Recht der Behörde auf örtliche Prüfung verbunden ist. (vgl. § 45 SGB VIII)
Die meisten Einrichtungen der Heimerziehung befinden sich unter freier Trägerschaft. (vgl. Bürger, U. 2001, 648)

Die im Abschnitt Vollzeitpflege angesprochenen Bestimmungen zum Umgang haben auch für die Heimerziehung ihre Gültigkeit.

Die Finanzierung der Heimerziehung ist ähnlich geregelt wie bei der Vollzeitpflege. Allerdings mit der Ausnahme, dass die Entgelte nur übernommen werden, wenn zwischen dem Träger der öffentlichen Jugendhilfe und dem Träger der Einrichtung eine Vereinbarung getroffen wurde, die eine detaillierte Leistungsbeschreibung und Angaben zu Kosten der Leistung sowie betriebsnotwendigen Investitionen enthält.

Derartige Vereinbarungen sollen nur mit Trägern abgeschlossen werden, die den Grundsätzen der Wirtschaftlichkeit, Sparsamkeit und Leistungsfähigkeit entsprechen. (vgl. §§ 78a ff SGB VIII)
Im Durchschnitt ist der für eine Heimerziehung zu leistende Betrag wesentlich höher als bei der Vollzeitpflege. (vgl. Biermann, B. 2001, 623)

2.1.3 Inobhutnahme

Die Inobhutnahme ist eine pädagogische Krisenintervention, welche im § 42 SGB VIII geregelt wird. Gemeint ist hierbei eine vorläufige Unterbringung von Kindern oder Jugendlichen, die sich in einer Krise oder in Gefahr befinden. Das Jugendamt ist zur Inobhutnahme berechtigt und verpflichtet, wenn das Kind oder der Jugendliche darum bittet oder eine dringende Gefahr besteht und die Personensorgeberechtigten nicht widersprechen oder eine gerichtliche Entscheidung nicht abgewartet werden kann.
Die Unterbringung kann bei einer geeigneten Person, in einer Einrichtung oder in einer sonstigen betreuten Wohnform erfolgen. Diese Schutzmaßnahme umfasst die Versorgung des Kindes oder Jugendlichen und soll Sicherheit, Ruhe sowie emotionale Zuwendung gewährleisten. (vgl. Rotering, B./Lengemann, M. 2001, 712–713) Gleichzeitig muss dem Kind oder Jugendlichen die Möglichkeit zur Benachrichtigung einer Vertrauensperson gegeben werden. Wer diese Person ist, entscheidet das Kind oder der Jugendliche.
Die Personensorgeberechtigten sind innerhalb kürzester Zeit über die Inobhutnahme zu informieren und es ist das Gefährdungsrisiko mit ihnen abzuschätzen.
Erfolgt durch die Eltern ein Widerspruch, ist ihnen das Kind oder der Jugendliche unverzüglich zu übergeben und ggf. Hilfen zur Erziehung anzubieten sowie ein Hilfeplanverfahren einzuleiten, wenn keine Gefährdung vorliegt oder die Personensorgeberechtigten in der Lage und bereit sind die Gefahr abzuwenden. Andernfalls ist das Familiengericht einzuschalten.

Im Falle einer dringenden Gefahr, die bei der Inobhutnahme unmittelbaren Zwang erfordert, d. h. eine Inobhutnahme gegen u. a. den Willen der Personensorgeberechtigten oder des Kindes bzw. des Jugendlichen, müssen die dazu befugten Stellenhinzugezogen werden, z. B. die Polizei. (vgl. § 42 SGB VIII)

Wenn der Begriff »Herausnahme« benutzt wird, ist darunter die Wegnahme des Kindes oder Jugendlichen von einer Person zu verstehen. Eine »dringende Gefahr« bedeutet, dass eine erhebliche Beeinträchtigung des Kindes oder Jugendlichen gegeben ist und die Gefahr unmittelbar bevorsteht.

Der reine Verdacht einer Gefährdung ist für eine Inobhutnahme nicht ausreichend. (vgl. Rotering, B./Lengemann, M. 2001, 714)

Wie bereits erwähnt, handelt es sich bei der Inobhutnahme nicht um eine Sozialleistung, sondern um eine sog. andere Aufgabe der Jugendhilfe, die der kurzfristigen Perspektivklärung dienen soll.
Die Jugendämter sind verpflichtet Angebote der Inobhutnahme zur Verfügung zu stellen. Die Durchführung kann durch das Jugendamt oder durch freie Träger erfolgen. (vgl. §§ 79; 80; 76 SGB VIII)

Die Angebote bezüglich vorläufiger Schutzmaßnahmen haben sich, wie die Hilfen zur Erziehung, an den Grundsätzen einer lebensweltorientierten Jugendhilfe auszurichten.

Für die Finanzierung und die Heranziehung zu den Kosten gelten die gleichen Vorschriften wie für die Vollzeitpflege und die Heimerziehung. Erfolgt die Unterbringung in einer Einrichtung gelten die Bestimmungen für die Vereinbarung zwischen öffentlichem und freiem Träger entsprechend.

2.2 Statistische Daten

Für die Hilfen zur Erziehung nach SGB VIII ist insgesamt ein Anstieg der Fallzahlen seit Anfang der 1990er Jahre zu verzeichnen. Von 1995 bis 2005 erhöhte sich die Anzahl erzieherischer Hilfen für junge Menschen[2] und ihre Familien von 476.076 auf 641.840. Dieser Anstieg ist auf die verstärkte Inanspruchnahme von ambulanten und teilstationären Leistungen zurückzuführen. Zwischen 1995 und 2005 stieg die Anzahl in diesem Bereich um ca. 206.081 Maßnahmen an. Für die stationären Maßnahmen reduzierte sich die Anzahl um 40.317 Leistungen, trotz eines leichten Anstieges von 1995 bis 2000.

Im Vergleich Heimerziehung und Vollzeitpflege zeigt sich, dass der Rückgang in der Heimerziehung stattfand. Die Zahl der Heimunterbringungen sank zwischen 2000 und 2005 von 69.723 auf 61.806. Die Anzahl der Vollzeitpflegeverhältnisse stieg von 48.993 auf 50.364 an. Damit lag die prozentuale Verteilung bei 55,1 % zu 44,9 %. Im Jahr 1995 betrug das Verhältnis 61,7 % zu 38,3 % und im Jahr 2000 lag es bei 62,2 % zu 37,8 %.
Für die Altersgruppe der unter 6-jährigen ist bei den stationären Hilfen insgesamt ein Rückgang der Fallzahlen von 17.885 (1995) auf 12.912 (2005) zu erkennen, wobei sich auch hier überwiegend die Fallzahlen der Heimunterbringungen reduzierten. (vgl. Fendrich, S./Poth-

2 Personen unter 27 Jahren

mann, J. Oktober 2006, 6-7; vgl. Fendrich, S./Pothmann, J. Dezember 2006, 3; vgl. Fendrich, S./Lange J. März 2006, 2; vgl. Statistisches Bundesamt 2007)

Auffällig in Bezug auf das Alter der Kinder und Jugendlichen ist, dass die Altersgruppe der 12- bis unter 18jährigen am häufigsten (52,7 %) und die Altersgruppe der unter 6-jährigen am wenigsten (11,5 %) vertreten war. Insbesondere bei den unter 3-jährigen ist der Anteil sehr gering (4,1 %).
Die Unterbringungen erfolgten größtenteils (77,8 %) ohne richterliche Entscheidung. In 28,6 % musste das Sorgerecht entzogen werden. (vgl. Statistisches Bundesamt 2007)

Bei einer Gegenüberstellung der Vollzeitpflege und der Heimerziehung bei den unter 6-jährigen ist zu erkennen, dass überwiegend die Vollzeitpflege (83,4 %) als Hilfeform und weniger die Heimerziehung (16,6 %) gewählt wurde. Mit Vollendung des 6. Lebensjahres änderte sich allmählich die Wahl der Unterbringungsform. In der Altersgruppe der 9- bis unter 12-jährigen lag der Anteil der Kinder in Heimerziehung oder sonstiger betreuter Wohnform bei 44,7 %. Bei den 12- bis unter 15-jährigen waren es 59 % und bis Vollendung des 18. Lebensjahres betrug der Anteil 71,6 %.(vgl. Statistisches Bundesamt 2007)

In Bezug auf die Kosten der Hilfen zur Erziehung werden als grobe Orientierungswerte die jährlichen Aufwendungen pro ambulanter Maßnahme mit knapp 7. 900 Euro, pro Vollzeitpflege mit ca. 10.500 Euro und pro Heimerziehung mit fast 34.700 Euro angegeben. (vgl. Pothmann, J./Schilling, M. Oktober 2006, 5)

Vollzeitpflege:
Im Rahmen der Vollzeitpflege besteht die Möglichkeit Kinder und Jugendliche in einer Fremdpflegefamilie oder bei Verwandten, z. B. den Großeltern unterzubringen. Die Anzahl der unter 18-jährigen in einer Fremdpflegefamilie lag zum 31.12.2005 bei 39.895. In Verwandtenpflege befanden sich 7.622. (vgl. Statistisches Bundesamt 2007)

Der Aufenthalt vor der Hilfe war für die unter 18-jährigen Pflegekinder hauptsächlich bei einem allein erziehenden Elternteil (37,6 %).
16,4 % hielten sich davor bei den Eltern, 9,5 % bei einem Elternteil mit Partner und 9,8 % bei Verwandten auf. 15,3 % befanden sich vor dieser Hilfe in einer Pflegefamilie und 11 % in einem Heim oder einer betreuten Wohngemeinschaft. (vgl. Statistisches Bundesamt 2007)

Insgesamt ist bei der Vollzeitpflege zu erkennen, dass überwiegend (78,5 %) Hilfen im Vorfeld stattfanden.
In 45,3 % der Fälle erfolgten ambulante und teilstationäre Hilfen. Eine vorläufige Schutzmaßnahme ging in 14,6 % voraus. Bei 12 % der Kinder

und Jugendlichen war die vorangegangene Hilfe eine Vollzeitpflege. In 13,1 % erfolgte vorher eine Unterbringung nach § 34 SGB VIII. (vgl. Statistisches Bundesamt 2007)

Die Beendigung einer stationären Hilfe zur Erziehung kann erfolgen durch:

- erfolgreichen Abschluss,
- vorzeitige Beendigung durch die Personensorgeberechtigten oder den Volljährigen,
- Abgabe an ein anderes Jugendamt,
- Adoption,
- Überleitung in eine andere Hilfeart oder
- aus sonstigen Gründen, zu denen die Statistik keine detaillierten Aussagen zulässt. (vgl. Statistisches Bundesamt 2007) Sonstige Gründe bedeutet, dass die geplanten Erziehungsziele nicht erreicht wurden. (vgl. Biermann, B. 2001, 621)

Um Hinweise zur Beendigungspraxis der Vollzeitpflegeverhältnisse zu erhalten, werden die Daten der 2006 beendeten Hilfen nach § 33 SGB VIII angeführt. Insgesamt wurden 6.814 Vollzeitpflegeverhältnisse bei den unter 18-jährigen beendet. Davon wurden:

- 25 % erfolgreich abgeschlossen,
- 20,7 % an ein anderes Jugendamt abgegeben,
- 12,1 % aus sonstigen Gründen beendet,
- 9,7 % vorzeitig von den Sorgeberechtigten abgebrochen,
- 4,8 % in Adoptionspflege umgewandelt und
- 27,8 % in andere Hilfen übergeleitet. In Zahlen ausgedrückt erhielten 1.891 Kinder und Jugendliche erneute Hilfen, wovon 44,2 % in Heimerziehung oder eine sonstige betreute Wohnform vermittelt wurden. (vgl. Statistisches Bundesamt 2007)

Insgesamt hielten sich nur 36,4 % der Pflegekinder im Anschluss an die Hilfe bei Eltern, Elternteil mit Partner oder allein erziehendem Elternteil auf. (vgl. Statistisches Bundesamt 2007)

Die Dauer der Vollzeitpflege für unter 18-jährige lag im Durchschnitt bei 3 Jahren. Dabei fällt auf, dass je älter Kinder und Jugendliche bei Beginn der Hilfe sind, umso länger dauert im Durchschnitt die Hilfe an, z. B. betrug die Dauer für unter 1-jährige ca. 4 Monate, für 1- bis unter 3-jährige ca. 11 Monate, für 3- bis unter 6-jährige ca. 1 Jahr und 7 Monate sowie für 6- bis unter 9-jährige bereits 2 Jahre und 1 Monat. (vgl. Statistisches Bundesamt 2007)

Heimerziehung; sonstige betreute Wohnform:
Im Rahmen der Hilfe zur Erziehung nach § 34 SGB VIII ist eine Unterbringung in einem Heim, einer Wohngemeinschaft oder in einer eigenen Wohnung möglich. Zum 31.12.2005 waren insgesamt 51.855 unter 18-jährige nach § 34 SGB VIII untergebracht, wovon für 8,5 % die Unterbringung in einer sonstigen betreuten Wohnform erfolgte. (vgl. Statistisches Bundesamt 2007)

38,4 % der Kinder und Jugendlichen hatten ihren Aufenthalt vor der Hilfe bei einem allein erziehenden Elternteil, 20,2 % bei einem Elternteil mit Partner, 19,5 % bei den Eltern und 3,6 % bei Verwandten. Ihren Aufenthalt in einer Pflegefamilie vor der Hilfe nach § 34 SGB VIII hatten 7,3 % und 9,3 % befanden sich davor in einem Heim oder einer betreuten Wohngemeinschaft. (vgl. Statistisches Bundesamt 2007)

In 84,5 % gingen Hilfen voraus. 58,9 % entfielen dabei auf ambulante und teilstationäre Angebote. In 15,3 % erfolgte eine vorläufige Schutzmaßnahme. Eine Vollzeitpflege fand in 9,1 % und eine Heimerziehung in 9,3 % der Fälle im Vorfeld statt. (vgl. Statistisches Bundesamt 2007)

Die Anzahl der 2006 beendeten Hilfen für unter 18-jährige beträgt 16.169. Davon wurden:

- 24,2 % erfolgreich abgeschlossen,
- 22,7 % vorzeitig abgebrochen,
- 22,3 % aus sonstigen Gründen beendet,
- 9,1 % an ein anderes Jugendamt abgegeben,
- 0,3 % in Adoptionspflege vermittelt und
- 22,4 % in eine andere Hilfe übergeleitet. Die Anzahl übergeleiteter Hilfen beträgt 3.622, wovon 15,5 % in Vollzeitpflege vermittelt wurden. Die Überleitung in Vollzeitpflege erfolgte für ca. ein Viertel der unter 6-jährigen.

60,7 % der Heimkinder hatten ihren Aufenthalt im Anschluss an die Hilfe bei den Eltern, einem Elternteil mit Partner oder einem allein erziehendem Elternteil. (vgl. Statistisches Bundesamt 2007)

Im Durchschnitt dauerte die Hilfe 1 Jahr und 8 Monate. Auch bei der Heimerziehung steigert sich die Dauer mit zunehmendem Alter, z. B. für unter 1-jährige dauerte die Unterbringung im Durchschnitt ca. 4 Monate, für 1- bis unter 3-jährige ca. 9 Monate, für 3- bis unter 6-jährige ca. 1 Jahr und für 6- bis unter 9-jährige ca. 1 Jahr und 4 Monate. (vgl. Statistisches Bundesamt 2007)

Die durchschnittliche Dauer einer Heimunterbringung ist im Verlauf der Jahre zurückgegangen. 1998 lag die Dauer im Durchschnitt noch bei 2 Jahren und 4 Monaten. (vgl. Trede, W. 2001, 206)

Inobhutnahme:
Vorläufige Schutzmaßnahmen wurden 2006 für 25.998 Kinder und Jugendliche durchgeführt. In 27,4 % erfolgte die Schutzmaßnahme auf eigenen Wunsch. Bei 72,6 % der Fälle lag eine Gefährdung vor, deren Gefährdungsgrad in 0,8 % zu einer Wegnahme, sog. Herausnahme des Kindes oder Jugendlichen führte.
Überwiegend waren für Kinder und Jugendliche ab 12 Jahren (64,1 %) Schutzmaßnahmen aufgrund einer Gefährdung erforderlich.
Die Anteile jüngerer Kinder liegen für unter 3-jährige bei 11,6 %, für 3- bis unter 6-jährige bei 8,2 %, für 6- bis unter 9-jährige bei 7,4 % und für 9- bis unter 12-jährige bei 8,7 %.
Zwischen 1997 und 2001 war ein jährliches Maßnahmevolumen von mehr als 31.000 Fällen zu verzeichnen. Seit dem sinkt die Gesamtanzahl der vorläufigen Schutzmaßnahmen, jedoch in der Altersklasse der unter 3-jährigen ist ein Anstieg zu verzeichnen. Der Anteil der unter 3-jährigen betrug im Jahr 1997 ca. 4,7 % und ist seither kontinuierlich auf ca. 8,4 % angestiegen. Dies entspricht einem Zuwachs von 71 %. Ein stetiger Anstieg ist seit 2001 auch in den Altersklassen der 3- bis unter 6-jährigen (ca. 15,4 % Zuwachs) und 6- bis unter 9-jährigen (ca. 4 % Zuwachs) zu erkennen. (vgl. Statistisches Bundesamt 2007)

Die Unterbringung während der Maßnahme erfolgte für 82,7 % in einer Einrichtung, in 14,6 % stand eine geeignete Person zur Verfügung und weitere 2,8 % wurden in einer sonstigen betreuten Wohnform untergebracht[3]. Insgesamt überwog in allen Altersstufen die Unterbringung in einer Einrichtung, mit Ausnahme der unter 3-jährigen. Etwas mehr als die Hälfte dieser Altersklasse wurden bei einer geeigneten Person untergebracht. (vgl. Statistisches Bundesamt 2007)

Bei der Betrachtung des Aufenthaltsortes vor der Schutzmaßnahme wegen Gefährdung ist zu erkennen, dass in 35,5 % der Aufenthalt bei einem allein erziehenden Elternteil, in 24,5 % bei den Eltern und in 18 % bei einem Elternteil mit Partner war. 9,1 % der Kinder und Jugendlichen befanden sich vor der Maßnahme in einem Heim und 2,8 % in einer Pflegefamilie. (vgl. Statistisches Bundesamt 2007)

---

3 Die Prozente beziehen sich auf die Gesamtzahl der vorläufigen Schutzmaßnahmen, d. h. es sind auch diejenigen enthalten, welche auf eigenen Wunsch in Obhut genommen wurden.

Die vorläufigen Schutzmaßnahmen[4] endeten überwiegend mit der Rückkehr zu den Sorgeberechtigten (43,4 %). In 7.114 Fällen (27,4 %) wurde eine Hilfe zur Erziehung außerhalb des Elternhauses eingeleitet. Bei 13,4 % wurde keine anschließende Hilfe gewährt, wobei in der Altersgruppe der unter 9-jährigen nur ein sehr geringer Anteil (2,9 %) keine anschließenden Hilfen erfuhr. (vgl. Statistisches Bundesamt 2007)

Des Weiteren ist anzumerken, dass in der Gruppe der unter 6-jährigen für 41,6 % eine Hilfe zur Erziehung außerhalb des Elternhauses erfolgte und 43,2 % zu den Personensorgeberechtigten zurückkehrten.
Je älter die Kinder und Jugendlichen bei einer Schutzmaßnahme sind, umso geringer fällt der Anteil derjenigen aus, die eine stationäre Hilfe zur Erziehung im Anschluss erhalten. In der Altersgruppe der 12- bis unter 18-jährigen beträgt der Anteil stationärer Hilfen im Anschluss an eine vorläufige Schutzmaßnahme 23,2 %. (vgl. Statistisches Bundesamt 2007)

Die Dauer der vorläufigen Schutzmaßnahmen liegt in 33,9 % bei 1-2 Tagen, allerdings in 46,7 % bei 7 und mehr Tagen. Insbesondere der Anteil der unter 3-jährigen, die sich 7 und mehr Tage in Obhut befinden, liegt bei 64,5 %. Ähnlich verhält es sich bei den 3- bis unter 6-jährigen (61,1 %) und den 6- bis unter 9-jährigen (59,2 %). (vgl. Statistisches Bundesamt 2007)

2.3 Anlässe der Interventionen

Die Kinder- und Jugendhilfestatistik erfasst nicht detailliert die Gründe, welche zu einer stationären Hilfe zur Erziehung führen. Aufgrund dieses Informationsdefizits werden an dieser Stelle die Erhebungen zu den Anlässen der vorläufigen Schutzmaßnahmen sowie verschiedene Studienergebnisse herangezogen, um mögliche Tendenzen zu identifizieren. In den unterschiedlichen Studien und auch in der Statistik der vorläufigen Schutzmaßnahmen konnten mehrere Gründe für eine Person angegeben werden.

Die Erhebungen zu den vorläufigen Schutzmaßnahmen 2006 zeigen, dass der Anlass überwiegend eine Überforderung der Eltern oder eines Elternteiles (41,5 %) war.
Des Weiteren lagen:

- in 28 % sonstige Gründe,
- in 26,1 % der Fälle
  Beziehungsprobleme,

[4] Inobhutnahme auf eigenen Wunsch, wegen Gefährdung und Herausnahme zusammengefasst.

- in 15,3 % Verhaltensauffälligkeiten des Kindes oder Jugendlichen,
- in 11,5 % Vernachlässigungen,
- in 9,4 % Anzeichen für Misshandlung und
- in 2,4 % Anzeichen für sexuellen Missbrauch vor. (vgl. Statistisches Bundesamt 2007)

Eine Evaluationsstudie vor einigen Jahren, sog. »Projekt Jugendhilfeleistungen (JULE)« unter der Leitung von Hans Thiersch, untersuchte die Problemlagen von Kindern und Jugendlichen, die zu Beginn der ersten stationären Hilfe zur Erziehung vorlagen. Mit den Ergebnissen, dass in:

- ca. 67 % eine massive Störung der Kind-Eltern-Beziehung vorlag,
- ca. 54 % Opfer familiärer Kämpfe waren,
- ca. 48 % vernachlässigt wurden,
- ca. 45 % Lern- und Leistungsrückstände aufwiesen,
- ca. 43 % Missbrauch und Gewalt erfuhren,
- ca. 40 % unter Konzentrations- und Motivationsproblemen litten,
- ca. 28 % die Schule verweigerten,
- ca. 26 % aggressives Verhalten zeigten und
- ca. 21 % Entwicklungsrückstände aufwiesen.

In den Familien der Kinder und Jugendlichen bestanden eine Vielzahl kumulierender psychosozialer Problemlagen.

- In ca. 70 % lag eine allgemeine Überforderung der Eltern vor,
- ca. 40 % der Familien verfügten nur über ein geringes Einkommen,
- in ca. 35 % wies ein Elternteil eine Suchtproblematik auf,
- ca. 31 % lebten unter problematischen Wohnverhältnissen,
- ca. 23 % waren arbeitslos,
- ca. 21 % waren verschuldet,
- ca. 53 % der Eltern hatten eine problematische Paarbeziehung und
- in ca. 43 % kam es innerhalb der gesamten Familie zu massiven Gewalterfahrungen.

Laut den Autoren des »JULE-Projektes« waren es überwiegend die psychischen und sozioökonomischen Probleme, welche die Notwendigkeit einer stationären Hilfe begründeten und weniger die Verhaltensauffälligkeiten der Kinder und Jugendlichen. (vgl. Schleiffer, R. 2001, 94 nach Baur, D./Finkel, M./Hamberger, M. u. a. 1998)

In einer Studie unter Leitung von Roland Schleiffer wurden die Problemlagen von 72 Jugendlichen in einem Heim untersucht, welche zu deren Aufnahme führten. In über 80 % lag eine Misshandlung und/oder eine Vernachlässigung durch die Eltern, bei ca. 10 % eine Überforderung der Sorgeberechtigten vor. (vgl. Schleiffer, R. 2001, 107)

Eine Erhebung, welche die Anlässe von gerichtlichen Maßnahmen in den Focus nahm, führte zu der Erkenntnis, dass:

- in 50,6 % Vernachlässigung,
- in 12,5 % seelische Misshandlung,
- in 7,5 % körperliche Misshandlung und
- bei 7,1 % sexueller Missbrauch vorlag. (vgl. Bundesministerium für Familie, Senioren, Frauen und Jugend (Hrsg.) 2002, 220 nach Münder, J./Mutke, B./Schone, R. 2000, 126)

Genaue Aussagen über die Anlässe, die zu einer stationären Hilfe zur Erziehung oder zu einer vorläufigen Schutzmaßnahme führen, sind nicht möglich. Daten, welche sich auf Beziehungsschwierigkeiten und Überforderung beziehen, geben keinen Aufschluss über die Interaktion der Familienmitglieder untereinander. Eine Überforderung kann sich z. B. durch Aggressionen und Gewalt, aber auch durch Rückzug gegenüber dem Kind oder Jugendlichen äußern. Beziehungsstörungen können sich z. B. durch Abweisungen und Demütigungen zeigen.
Es ist zu vermuten, dass die Mehrheit der Kinder und Jugendlichen, bei denen die Notwendigkeit einer stationären Hilfe zur Erziehung oder einer Inobhutnahme gegeben war, in irgendeiner Form von den Sorgeberechtigten vernachlässigt oder misshandelt wurden. Einhellig wird in verschiedener Literatur bestätigt, dass vor allem Kinder und Jugendliche betroffen sind, deren Familien sozial und ökonomisch schlechter gestellt sind. (vgl. Schleiffer, R. 2001, 107–108; vgl. Rauschenbach, T./Züchner, I. 2001, 96; vgl. Müller-Schlotmann, R. 1997, 110)

Über das Gesamtausmaß von Vernachlässigung und Misshandlung von Kindern und Jugendlichen in Deutschland existieren ebenfalls keine eindeutigen Daten. Es sind verschiedene Schätzungen vorhanden, deren Aussagekraft durch:

- unterschiedliche Definitionen, d. h. es wurden z. B. nur Formen körperlicher Gewalt einbezogen,
- Erhebungsverfahren und
- betrachtete Altersgruppen erheblich geschmälert wird.

Als Beispiele können u. a. Schätzungen des UN-Kinderhilfswerkes, welches von ca. 200.000 vernachlässigten und/oder misshandelten Kindern ausgeht, und der Deutschen Gesellschaft gegen Kindesmisshandlung und -vernachlässigung, die ca. 100.000 betroffene Kinder schätzt, angeführt werden. (vgl. Pothmann, J. Oktober 2006, 3) Nach anderen Schätzungen können 5 % - 10 % der Kinder unter 15 Jahren als misshandelt und/oder vernachlässigt gelten, davon sollen ca. 1 % - 1,5 % von schwerwiegender Misshandlung und/oder Vernachlässigung betroffen sein. (vgl. Dornes, M. 1997, 216 nach Engfer, A. 1986, 25)

Vernachlässigung, Misshandlung und sexueller Missbrauch sind Straftaten. (vgl. §§ 176 ff; § 225 StGB) Eine Anzeigepflicht besteht jedoch nicht, da eine Kriminalisierung weder den Kindern noch den Eltern hilft, weil diese sich nach einer Anzeige dem Hilfsangebot verweigern würden. (vgl. Dornes, M. 1997, 214)

Nachfolgend werden abrissartig grundlegende, allgemeine Informationen zu den Begriffen »Vernachlässigung«, »Misshandlung« und »sexueller Missbrauch« gegeben.

2.3.1 Vernachlässigung

„Unter Vernachlässigung von Kindern versteht man den Tatbestand, dass Kinder, die auf die Pflege, Ernährung, die gesundheitlichen Maßnahmen, die Aufsicht und den Schutz von ihren Eltern [...] angewiesen sind, diese für ihr Überleben und Wohlergehen erforderlichen Maßnahmen nicht oder nicht ausreichend erfahren und dadurch beeinträchtigt und geschädigt werden." (Müller-Schlotmann, R. 1997, 112 zit. nach Engfer, A. 1986, 10) Unterschieden werden die physische und die psychische Vernachlässigung. Unter physischer Vernachlässigung werden u. a.:

- mangelnde und falsche Ernährung,
- nicht ausreichende Hygiene,
- unzureichende Aufsicht,
- wenig bis keine Anregung und Bewegungsräume sowie
- fehlende medizinische Versorgung verstanden. (vgl. Müller-Schlotmann, R. 1997, 112–113; vgl. Bundesministerium für Familie, Senioren, Frauen und Jugend (Hrsg.) 2002, 220)

Zur psychischen Vernachlässigung zählen u. a.:

- fehlende emotionale Zuwendung,
- kein Verständnis für die Bedürfnisse des Kindes und
- Ablehnung. (vgl. Müller-Schlotmann, R. 1997, 112–113; vgl. Bundesministerium für Familie, Senioren, Frauen und Jugend (Hrsg.) 2002, 220)

Die Folgen können u. a. Entwicklungsverzögerungen, körperliche und psychische Erkrankungen sowie in schwerwiegenden Fällen der Unterversorgung auch der Tod sein. (vgl. Bundesministerium für Familie, Senioren, Frauen und Jugend (Hrsg.) 2002, 220)

Kindesvernachlässigung ist überwiegend in Familien mit sehr niedrigem Einkommen und vielfältigen psychosozialen Problemlagen gegeben. Häufig bestehen familiäre Krisen, psychische Erkrankungen, Behinderungen und Suchtproblematiken. (vgl. ebd., 223)
Passivität, Hilflosigkeits- und Ohnmachtgefühle, gestörte Wahrnehmung der eigenen sowie der Bedürfnisse des Kindes, fehlende Ausdrucksmöglichkeiten und soziale Isolation sind oftmals typische Merkmale von vernachlässigenden Familien. (vgl. Müller-Schlotmann, R. 1997, 114) Vor allem psychische Vernachlässigung kann auch in anderen gesellschaftlichen Schichten auftreten.

Die Vernachlässigung ist eine häufig auftretende Form der Kindeswohlgefährdung, wird allerdings selten wahrgenommen. „Angesicht unterschiedlicher Werte und Normen, der Verankerung in der Privatsphäre, des Primats des Elternrechts und einer weitgehenden Reaktionslosigkeit der Öffentlichkeit lassen sich quantitative Angaben über das gesamte Ausmaß der Vernachlässigung von Kindern und Jugendlichen kaum machen." (Bundesministerium für Familie, Senioren, Frauen und Jugend (Hrsg.) 2002, 223)

2.3.2 Misshandlung

„Unter Misshandlung versteht man das aktive und absichtliche Handeln, das seelischen und körperlichen Schaden zufügt." (Bundesministerium für Familie, Senioren, Frauen und Jugend (Hrsg.) 2002, 220)
Unter physischer Misshandlung sind körperliche Bestrafungen, die häufig und nachhaltig eingesetzt werden, u. a. Verbrennungen, Stiche, Schläge und Stöße zu verstehen.
Psychische Misshandlung umfasst z. B. Demütigungen, Drohungen, ständige Kritik dem Kind gegenüber, Einsperren und Entwertung. (vgl. Dornes, M. 1997, 214–215)

Die Folgen physischer Misshandlung können z. B. Prellungen, Knochenbrüche, Wunden, Verhaltensstörungen und psychische Auffälligkeiten sein, welche auch bei psychischer Misshandlung möglich sind. (vgl. Müller-Schlotmann, R. 1997, 130)

„Die soziale Lage von Familien, in denen Eltern ihre Kinder misshandeln, ähnelt insgesamt der Situation im Falle der Vernachlässigung. Elterliche Persönlichkeitsmerkmale haben im Misshandlungsgeschehen eine zentrale Bedeutung […], diese kommen bei sozialen und materiellen Problemlagen (z. B. von Alleinerziehenden) und in besonderen Belastungssituationen (z. B. Ehekrisen) zum Tragen. Misshandlungen treten auch in den Mittel- und Oberschichten auf, und zwar entweder bei ausweglos erscheinenden psychischen Situationen der Eltern oder bei überhöhten Erwartungen an die Kinder bzw. abweichendem Verhalten von Kindern." (Bundesministerium für Familie, Senioren, Frauen und Jugend (Hrsg.) 2002, 223) Misshandlungen sind situationsgebunden. Ohnmacht- und Hilflosigkeitsgefühle sowie Wut bilden häufig den Hintergrund. Des Weiteren sind bei misshandelnden Eltern eine mangelnde Frustrationstoleranz und eine geringe Impulskontrolle gegeben. Oftmals werden überzogene Erwartungen an sich selbst und an das Kind gestellt, was durch die Unmöglichkeit der Erfüllung zu Frustrationen führt. (vgl. Müller-Schlotmann, R. 1997, 127-129)

Von schwerer körperlicher Gewalt im Familienkontext sind nach Schätzungen ca. 8 % - 10 % der unter 18-jährigen in Deutschland betroffen. (vgl. Finger-Trescher, U./Krebs, H. (Hrsg.) 2000, 7 nach Hurrelmann, K./Palentien, Ch./Wilken, W. (Hrsg.) 1995, 20)

2.3.3 Sexueller Missbrauch

„Sexueller Missbrauch ist immer dann gegeben, wenn ein Mädchen oder Junge von einem Erwachsenen [...] als Objekt der eigenen sexuellen Bedürfnisse benutzt wird.", d. h. sexuelle Handlungen an, vor und mit Kindern vorgenommen werden. "Kinder [...] sind aufgrund ihrer kognitiven und emotionalen Entwicklung nicht in der Lage, sexuellen Beziehungen zu Erwachsenen wissentlich zuzustimmen." (Enders, U. 1990, 21) Zwischen den Opfern und den Tätern besteht fast immer schon eine Beziehung, die durch Zuneigung, Vertrauen und Abhängigkeit gekennzeichnet ist und damit eine Gewaltanwendung physischer Art oftmals überflüssig ist. Es handelt sich demnach um das Ausnutzen von Macht- und Abhängigkeitsverhältnissen, damit sexuelle sowie Macht- bzw. Dominanzbedürfnisse befriedigt werden können.
Von sexuellen Gewalttaten sind Kinder aller Altersstufen betroffen, wobei die sexuellen Übergriffe häufig über mehrere Jahre erfolgen. (vgl. ebd., 13)

Zu Missbrauchspraktiken zählen u. a.:

- Exhibitionismus,
- verbale sexuelle Annäherung,
- sexualisierte Küsse,
- Zungenküsse,
- das Vorführen pornographischen Materials,
- Berührungen von Po, Geschlechtsteilen und Brust,

- erzwungener oraler, analer und vaginaler Geschlechtsverkehr. (vgl. Kirchhoff, S. 1994, 29)

Die Grenzziehung zwischen liebevoller Zärtlichkeit und sexuellem Missbrauch ist auch abhängig vom Erleben des Kindes und den in der Familie geltenden Sexualnormen, d. h. gehört das Nacktsein in einer Familie zur Normalität, dann ist es z. B. kein sexueller Missbrauch, wenn gemeinsam gebadet wird.
In der Anfangsphase wird der Missbrauch häufig kindgerecht als Spiel getarnt und z. B. umschrieben mit »kitzeln«, »kraulen«, »krabbeln« usw., wobei die Täter immer bewusst die kindliche Neugier ausnutzen. (vgl. Enders, U. 1990, 22; 90–91)

Die Folgen sexuellen Missbrauchs sind individuell sehr unterschiedlich und unterliegen multiplen Faktoren, d. h. sie sind z. B. abhängig vom Alter des Opfers, Geschlecht, Häufigkeit der Übergriffe, Dauer, Gewalteinwirkungen und Reaktionen der Umwelt.
Zu den sofort sichtbaren Folgen, den körperlichen Verletzungen zählen u. a. striemenartige Spuren an den Innenseiten der Oberschenkel sowie Verletzungen und Bisswunden im Genitalbereich.
Weitere Folgen können z. B.:

- Schlafstörungen,
- Konzentrationsstörungen,
- Mager- und Esssucht,
- Ängste,
- Zwangsstörungen,
- geringes Selbstwertgefühl,
- Scham- und Schuldgefühle,
- Drogen- und Alkoholkonsum,
- Depressionen,
- selbstverletzendes Verhalten,
- Aggressionen,
- Suizidneigung,
- sozialer Rückzug,
- Weglaufen,
- psychosomatische Symptome und
- Promiskuität bzw. dem Alter unangemessenes sexualisiertes Verhalten sein. (vgl. ebd., 75–88)

Diese Folgeerscheinungen entsprechen nur einem kleinen Ausschnitt der möglichen Auswirkungen. Das Auftreten hat keinen eindeutigen Beweischarakter, sondern kann nur einen Hinweis auf einen möglichen sexuellen Missbrauch geben. (vgl. ebd., 75–88)

„Über Art und Größe des Schadens gibt es wenig gesichertes Wissen außer der Tatsache, dass sexueller Missbrauch bei Kindern und Jugendlichen nicht nur aktuelle, sondern häufig lang anhaltende Schädigungen, insbesondere psychischer Art, verursachen kann." (Bundesministerium für Familie, Senioren, Frauen und Jugend (Hrsg.) 2002, 220)

Ein Zusammenhang zwischen sozialer Lage der Familie und sexuellem Missbrauch scheint nicht gegeben zu sein. (vgl. ebd., 223). Der sexuelle Missbrauch kann gekoppelt sein mit körperlicher Misshandlung, psychischer Vernachlässigung und Suchtproblematiken. Er ist immer verbunden mit einem Redeverbot, d. h. Kindern wird z. B. eingeredet, dass sie ins Heim kommen oder die Mutter/Vater krank bzw. sterben würde, wenn sie ihr Schweigen brechen. Trotz des Schweigens erhoffen sich die Kinder emphatisches Einfühlungsvermögen und Schutz durch den nicht missbrauchenden Elternteil. Wird diese Hoffnung enttäuscht, resultiert daraus ein weiterer Vertrauensbruch. (vgl. Müller-Schlotmann, R. 1997, 142–145) „Grundlegend ist ein Empathiedefekt des Täters bzw. der Eltern. Grenzen der Privatheit, Körperlichkeit und Sexualität der Kinder werden nicht eingehalten, sondern egoistisch [...] überschritten." (Hirsch, M. 2000, 79)

Das Ausmaß sexuellen Missbrauchs ist aufgrund von u. a. Scham und Redeverbot schwer feststellbar. Schätzungen in den 1980iger Jahren gingen von 300.000 Fällen jährlich aus. (vgl. Heilmann, J. 2000, 153) Neuere Schätzungen nehmen an, „[...] dass in Deutschland etwa jedes vierte bis fünfte Mädchen und jeder zwölfte bis dreizehnte Junge sexuell missbraucht wird." (Heilmann, J. 2000, 153 zit. nach Deegener, G. 1998, 34)

2.4 Problematiken der stationären Hilfen zur Erziehung

Anhand der zuvor dargestellten Grundlagen und verschiedener Literatur werden nachfolgend kurz häufig auftretende Problematiken in Zusammenhang mit den stationären Hilfen zur Erziehung genannt. In diesem Abschnitt erfolgt ebenfalls eine Auflistung der Verhaltensweisen und Entwicklungsverläufe von Heim- und Pflegekindern, deren Auftreten in der Praxis keine Seltenheit darstellt.

Fremdunterbringungen werden weitestgehend als letzte Alternative gewählt, was durch die Anzahl der vorausgegangenen Hilfen und die sinkenden Gesamtfallzahlen, insbesondere im Bereich der Heimerziehung, trotz eines Anstiegs der Hilfen zur Erziehung insgesamt, zu

vermuten ist. Dem Grundsatz »ambulant vor stationär« bzw. der Lebenswelterhaltung wird demnach überwiegend Folge geleistet. Es ist jedoch fraglich, ob der vom SGB VIII geforderten Gleichrangigkeit der Hilfen, die sich nach dem individuellen Bedarf richten sollen, hierbei entsprochen wird. Vielfach findet sich in der Literatur der Vorwurf die Jugendämter würden erst nach Ausschöpfung der ambulanten Angebote und damit in einigen Fällen zu spät eine Fremdunterbringung initiieren. (vgl. Schleiffer, R. 2001, 95, vgl. Müller-Schlotmann, R. 1997, 49)
Ulrich Bürger widerspricht dieser Hypothese dahingehend, dass häufig im Vorfeld einer Fremdunterbringung nur kurzfristige ambulante Hilfen stattfinden würden. (vgl. Schleiffer, R. 2001, 95 nach Bürger, U. 1997) Eine eindeutige Klärung bedarf einer umfangreichen empirischen Erhebung, welche diese Arbeit nicht zu leisten vermag.

Die überwiegende Zahl der Kinder und Jugendlichen in stationären Hilfen zur Erziehung stammen aus oftmals strukturell unvollständigen Familien mit einer Vielzahl psychosozialer und ökonomischer Problemlagen. Die Indikation einer Fremdunterbringung und auch überwiegend bei den vorläufigen Schutzmaßnahmen ist eine erhebliche Gefährdung des Kindes oder Jugendlichen, die häufig gekennzeichnet ist durch schwere Gewalt- und/oder Vernachlässigungserfahrungen, Suchtproblematiken der Eltern, massive Beziehungsprobleme sowie Überforderung innerhalb der Familie. (vgl. Schleiffer, R. 2001, 107–108; vgl. Müller-Schlotmann, R. 1997, 106) Wie bereits erwähnt, begründen hauptsächlich diese Probleme in der Herkunftsfamilie eine Fremdunterbringung und selten die Verhaltensprobleme des Kindes oder Jugendlichen. (vgl. Schleiffer, R. 2001, 94 nach Baur, D./Finkel, M./Hamberger, M. u. a. 1998) In Zusammenhang mit dem Vorwurf zu viele ambulante Maßnahmen im Vorfeld zu initiieren, ergibt sich die Frage, ob in der Konsequenz gravierendere Auffälligkeiten oder dauerhafte Schädigungen entstehen, die möglicherweise verhindert werden könnten.

Zur Indikationsfrage, d. h. unter welchen Umständen Heimerziehung oder Vollzeitpflege die bedarfsgerechtere Unterbringung darstellt, lassen sich allgemeine Vermittlungsgrundsätze in der Praxis erkennen, deren Zusammenwirken unabhängig vom Partizipationsgrad der Adressaten die Unterbringungsentscheidungen grundlegend beeinflussen. (vgl. Biermann, B. 2001, 602–603)

- Das Lebensalter, was daran festzustellen ist, dass Kinder unter 6 Jahren überwiegend in Vollzeitpflege vermittelt werden. Ab dem 9. Lebensjahr erfolgt die Vermittlung vermehrt in Heimerziehung. Dies bestätigt auch die Statistik der Kinder- und Jugendhilfe.

- Bei sexuellem Missbrauch ist zunächst unabhängig vom Alter eine Unterbringung in Heimerziehung die allgemeine Praxis. (vgl. Müller-Schlotmann, R. 1997, 145)
- Der pädagogisch-therapeutische Bedarf, d. h. sind Verhaltensprobleme diagnostizierbar die eine Pflegefamilie überlasten würden, fällt die Wahl vorrangig auf die Heimerziehung.
- Die Existenz positiver Beziehungen zur Herkunftsfamilie, was bedeutet, dass bei Kindern und Jugendlichen aus strukturell vollständigen Familien mit guten Beziehungen zu einander seltener die Unterbringung in einer Pflegefamilie realisiert wird.

Eine eindeutige Feststellung des pädagogisch-therapeutischen Bedarfs und der Beziehungsqualität benötigt einen hohen Zeitaufwand und auch personelle Ressourcen. Angesichts sinkender Personalausgaben der Jugendämter, was einen Abbau der Fachkräfte bedeutet, ist eine qualitativ hochwertige Vermittlungspraxis anzuzweifeln. (vgl. Schilling, M. Dezember 2006, 2)
Des Weiteren wird häufig die Schwierigkeit der Jugendämter potentielle Pflegepersonen zu finden erwähnt, was in Zusammenhang mit der geringen Gratifikation von Pflegeeltern und der Belastungen durch z. B. die Lebensgeschichte und Verhaltensbesonderheiten des Pflegekindes gesehen wird. (vgl. Biermann, B. 2001, 611; 621, vgl. Fendrich, S./Lange, J. März 2006, 3) Auch diese Problematik hat Auswirkungen auf die Vermittlungspraxis.

In der Öffentlichkeit wird die Verantwortung für ungünstige Entwicklungen der Kinder und Jugendlichen nach einer Fremdunterbringung beinahe ausschließlich in der Vermittlungspraxis der Jugendämter gesucht. Aus diesem Grund, so wird vermutet, geschieht z. B. die Auswahl der Pflegefamilien unter größtmöglicher Vorsicht, was überwiegend die traditionelle Familie begünstigt und eine strenge Prüfung der Motive sowie der familiären Situation der zukünftigen Pflegeeltern beinhaltet. (vgl. Biermann, B. 2001, 604-605) Obwohl die Vermittlung von Pflegekindern auch in individualisierte Lebensformen (z. B. Alleinerziehende, unverheiratete und gleichgeschlechtliche Paare) geeignet und gesetzlich nicht ausgeschlossen ist, wird diese Variante weitgehend vernachlässigt. (vgl. Müller-Schlotmann, R. 1997, 60; vgl. Biermann, B. 2001, 604) Dies kann ein weiterer Grund für den beklagten Mangel an Pflegepersonen sein.

Anhand der statistischen Daten ist zu erkennen, dass Heimerziehung die häufigste Form der Fremdunterbringung darstellt. Diese Tatsache kann aus dem Mangel an Pflegepersonen, der Ausdifferenzierung der Formen von Heimerziehung und aus den Bemühungen der Einrichtungen ihre

Platzkapazitäten auszuschöpfen, weshalb sie sich verstärkt den Vermittlungsinstanzen als professioneller verlässlicher Partner anbieten, resultieren. (vgl. Biermann, B. 2001, 611 nach Jordan, E. 2000, 238)

Die Unterbringungen werden überwiegend ohne familienrichterliche Entscheidung in Anspruch genommen. Diese Situation kann in verschiedene Richtungen interpretiert werden. Einerseits könnten diese Unterbringungen das Resultat eines gemeinsamen Aushandlungsprozesses bzw. einer partizipativen Hilfeplanung, d. h. mit Akzeptanz und unter Mitarbeit aller Beteiligten darstellen. Dies wäre der optimale Fall. Andererseits besteht aber auch die Möglichkeit, dass das Einverständnis der Herkunftsfamilie aus der Angst vor einem gerichtlichen Eingriff resultiert. In Zusammenhang mit den Problemlagen, die eine Fremdunterbringung meist begründen, den oftmals vorausgegangenen, erfolglosen ambulanten Hilfen und des Schutzauftrages der Jugendhilfe, welcher die Jugendämter verpflichtet das Familiengericht anzurufen, wenn die Sorgeberechtigten nicht mitwirken wollen oder können, ist ein Anpassungsdruck gegeben. (vgl. Biermann, B. 2001, 608) Daraus kann sich die Problematik eines unvermittelten Abbruches der Hilfe oder negativer Einmischungen in den Hilfeprozess durch die Herkunftseltern ergeben, weil sie von der Hilfe nicht überzeugt sind.
Vor allem im Bereich der Vollzeitpflege führt die latente Befürchtung die Sorgeberechtigten könnten unvorhergesehen die Herausgabe fordern oft zu Verunsicherungen bei Pflegeeltern und Pflegekindern. (vgl. Müller-Schlotmann, R. 1997, 73)

Zur Beteiligung von Kindern und Jugendlichen am Prozess der Hilfeplanung sind Aussagen zur tatsächlichen Praxis schwierig. Im Bereich der stationären Hilfen sowie der vorläufigen Schutzmaßnahmen soll es üblich sein ältere Kinder an der Perspektivenaushandlung zu beteiligen. Hingegen würden kleine Kinder übergangen, woraus ein erhöhtes Risiko zur Entwicklung von Schuldgefühlen bei diesen Kindern entsteht. (vgl. Rotering, B./Lengemann, M. 2001, 705)

Nach dem Gesetz ist die Herkunftsfamilie innerhalb eines vertretbaren Zeitraumes zu unterstützen, damit sie selbständig ihrer Erziehungsverantwortung nachkommen können und eine Rückführung realisiert werden kann. Ob die Möglichkeiten die Erziehungsfähigkeit der Eltern wieder herzustellen tatsächlich ausreichend genutzt werden, ist im Rahmen dieser Arbeit nicht zu klären. In der Literatur ist diesbezüglich die Kritik zu finden, dass kaum Maßnahmen ergriffen würden, welche die Herkunftseltern in die Lage versetzen ihre Kinder wieder selbst zu erziehen. (vgl. Müller-Schlotmann, R. 1997, 49)

In Bezug auf die Rückführungen ist zu erkennen, dass der überwiegende Anteil der Heimkinder in ihre Familien zurückkehrt. Bei den Pflegekindern ist das Verhältnis umgekehrt.
Häufig wird in der Literatur die Hypothese aufgestellt, dass viele der zurückgeführten Heim- und Pflegekinder nicht dauerhaft in der Herkunftsfamilie bleiben. (vgl. Warzecha, B. 2000, 149; vgl. Salgo, L. 2003)
Zum Ausmaß der Kinder und Jugendlichen, die erneuten Trennungen von der Herkunftsfamilie ausgesetzt werden und zur Häufigkeit derartiger Wechsel in den jeweiligen Fällen, lassen sich im Rahmen dieser Arbeit keine eindeutigen Aussagen treffen.

Aufgrund der Forderung, dass Beziehungen zur Herkunftsfamilie gefördert werden sollen, sind Besuchs- bzw. Umgangskontakte in der Praxis weitgehend üblich, z. B. bestehen bei Pflegekindern für die keine Rückführung angestrebt wird meistens Kontakte zur Herkunftsfamilie. (vgl. Müller-Schlotmann, R. 1997, 156–157)
Auch bei Sorgerechtsentziehungen wird das Umgangsrecht der Eltern überwiegend beachtet.
In manchen Fällen, in denen von einer erneuten Gefährdung ausgegangen werden muss, erfolgt ein betreuter Umgang, d. h. in Anwesenheit z. B. eines Jugendamtsmitarbeiters, Heimerziehers oder der Pflegepersonen. Ein Umgangsausschluss, der einer gerichtlichen Entscheidung bedarf, was auch beim betreuten Umgang notwendig ist, scheint selten durchgesetzt zu werden. (vgl. Salgo, L. 2003)
Es bleibt fraglich, ob Umgangskontakte immer auch dem Willen des Kindes oder Jugendlichen entsprechen, d. h. eine Klärung, ob und wie häufig unausgesprochene Ablehnungen des Umganges mit den Herkunftseltern erkannt oder verbal geäußerte Ablehnungen übergangen werden, ist innerhalb dieser Arbeit nicht möglich.

Innerhalb der Heimerziehung haben sich die Formen stark ausdifferenziert. Beispiele der verschiedenen Formen wurden an anderer Stelle bereits genannt. (vgl. Kap. 2, 10) Überwiegend ist die Heimerziehung jedoch noch durch Schichtdienst, Arbeitsteilung und Mehrgruppenerziehung gekennzeichnet, auch wenn eine gewisse Anzahl familiennahn licher Arrangements geschaffen wurden. (vgl. Schleiffer, R. 2001, 84; 108)
Auch in Heimen in denen Kinder unter 6 Jahren betreut werden, soll nur in 20 % der Gruppen eine Gruppengröße von 5–7 Kindern realisiert worden sein. Andere Gruppen sind demnach größer. (vgl. Unzner, L. 2002, 342 nach Verband katholischer Einrichtungen der Heim- und Heilpädagogik, 1994)
Als ein weiteres Strukturproblem wird die hohe Personalfluktuation im Bereich der Heimerziehung benannt, welche möglicherweise mit der geringen Vergütung des Personals in Zusammenhang stehen könnte. (vgl. Bürger, U. 2001, 654)

Als weitere Problematiken des Heimes, insbesondere bei den unter 6-jährigen werden die Dauer des Aufenthaltes und unrealistische Versprechungen durch die Herkunftseltern, wie z. B. „Weihnachten bist du wieder bei mir", welche die Kinder verunsichern, angegeben.
Gründe, die den Aufenthalt im Heim verlängern sind u. a.:

- gescheiterte Rückführungsversuche,
- Blockaden der Eltern, die auf eine baldige Rückführung drängen, obwohl die Verhältnisse in der Herkunftsfamilie dies nicht zulassen und somit eine andere Zukunftsplanung für das Kind verhindern sowie
- lange Verfahrensdauern in Sorgerechtsfragen. (vgl. Unzner, L. 2002, 348-349)

Nach der Statistik beträgt die durchschnittliche Unterbringungsdauer für unter 1-jährige ca. 4 Monate, für 1- bis unter 3-jährige ca. 9 Monate und für 3- bis unter 6-jährige ca. 1 Jahr. Die statistischen Daten zeigen, dass die Dauer des Aufenthaltes mit ansteigendem Alter zunimmt. (vgl. Kap. 2.2, 23)
Für die Heimerziehung im Allgemeinen ist kritisch anzumerken, dass aufgrund der Leistungsvereinbarungen, welche Vorraussetzung für die Entgeltübernahme durch die öffentlichen Jugendhilfeträger ist, eine Konkurrenz zwischen den Trägern von Heimeinrichtungen um das günstigste Angebot entstehen kann, was die Qualität der Einrichtungen reduzieren könnte.

Im Bereich der Vollzeitpflege zeigt sich eine starke Tendenz zur Fremdpflegefamilie. Die Möglichkeiten einer Verwandtenpflege werden selten genutzt.
Im Pflegekinderwesen werden zunehmend neben der traditionellen Pflegefamilie auch professionelle Pflegestellen relevant, welche besonders entwicklungsbeeinträchtigte Kinder und Jugendliche betreuen. (vgl. Biermann, B. 2001, 601)
Vollzeitpflege wird in der Regel als zeitlich nicht absehbarer Prozess anerkannt. (vgl. Biermann, B. 2001, 599)
Die Beziehung zu den leiblichen Eltern findet weitgehend Akzeptanz, aber die Einbeziehung der Herkunftsfamilie in die weitere Sozialisation des Kindes würde hart diskutiert. Für die Funktion der Pflegefamilie existieren 2 Konzepte. Auf der einen Seite die Pflegefamilie als Ersatz und auf der anderen Seite als Ergänzung zur Herkunftsfamilie. Die Zielsetzung dieser Ansätze ist fast gegensätzlich konzeptualisiert und stellt die Rückführung des Kindes zu den leiblichen Eltern zur Disposition. (vgl. Müller-Schlotmann, R. 1997, 9)

Das Konzept der Ergänzungspflegefamilie geht von positiven Veränderungsmöglichkeiten der Herkunftsfamilie aus und will die Beziehung zwischen Pflegekind und Herkunftseltern aufrechterhalten sowie fördern. Die Rückführung hat innerhalb dieses Konzeptes einen hohen Stellenwert, ist aber nicht zwingend.
Das Konzept der Ersatzpflegefamilie will dem Pflegekind die Möglichkeit geben sich ohne Störungen, wie Erwartungen und Ansprüche durch die leiblichen Eltern sowie Loyalitätskonflikte auf eine neue Familie einzulassen und damit die Verarbeitung massiver negativer Erfahrungen fördern. Gleichzeitig wird die Bedeutung der Herkunftsfamilie anerkannt, aber der Bezug zu den leiblichen Eltern wird eher psychischer und weniger physischer Art gestaltet. Die Aufgabe der Herkunftseltern ist in diesem Fall die Ablösung von dem Kind oder Jugendlichen. (vgl. Müller-Schlotmann, R. 1997, 58–59; 62–63; vgl. Biermann, B. 2001, 613–614) Anhand der rechtlichen Programmatik ist zu erkennen, dass das ergänzungsfamiliäre Konzept in der Praxis als vorrangig angesehen wird.
Zu den in ergänzenden Pflegeverhältnissen häufig auftretenden Problemen zählen u. a. die Wünsche und Anforderungen der Herkunftseltern, z. B. soll meist das Kind oder der Jugendliche sein Verhalten ändern, was die Pflegekinder verunsichern kann. Des Weiteren können die mangelnde Eigeninitiative und unzuverlässige Kontakte der leiblichen Eltern zu Problemen führen. (vgl. Müller-Schlotmann, R. 1997, 63–64; 153) Insbesondere die Einmischungen von Herkunftseltern in den Familienalltag der Pflegefamilie, welche häufig aus der Befürchtung erwachsen die Pflegeeltern könnten eine Beziehungskonkurrenz darstellen, werden als problematisch benannt. Daraus können sich Loyalitätskonflikte des Pflegekindes und auch erhebliche Schwierigkeiten in der gesetzlich geforderten Zusammenarbeit von Pflege- und Herkunftseltern ergeben (vgl. Biermann, B. 2001, 607)
Pflegeabbrüche verweisen auf das Fehlschlagen des ursprünglichen Hilfeplanes. Gründe dafür können u. a.:

- die Verhaltensbesonderheiten und die Lebensgeschichte des Pflegekindes,
- die Persönlichkeit und Familienstruktur der Pflegepersonen,
- die Qualität der Vermittlung,
- mangelnde Unterstützung durch das Jugendamt sowie
- die Bedingungen in der Herkunftsfamilie sein.

Von besonderer Bedeutung bei Abbrüchen scheinen:

- die Anzahl vorangegangener Fremdplatzierungen,

- das Alter des Kindes
  oder Jugendlichen,
- die Umstände bei der Vermittlung,
- Verhaltensauffälligkeiten,
- das Vorhandensein von leiblichen Kindern der Pflegeeltern und
- das Verhältnis zwischen Pflege- und Herkunftsfamilie zu sein. (vgl. Biermann, B. 2001, 622)

Als Abbruch eines Vollzeitpflegeverhältnisses können die vorzeitige Beendigung durch die Personensorgeberechtigten oder den Volljährigen, die Überleitung in eine andere stationäre Hilfe und die Unterbrechung aus sonstigen Gründen, da hier vom Nichterreichen des ursprünglichen Erziehungszieles ausgegangen wird, angesehen werden. (vgl. Biermann, B. 2001, 621-622) Der Anteil der Abbrüche der 2006 beendeten Vollzeitpflegeverhältnisse beträgt ca. 34 % und ist damit nicht unerheblich. Allerdings beträgt der Abbruchanteil in der Heimerziehung ca. 45 %, wenn die Überleitung in Vollzeitpflege außer Acht gelassen wird, weil diese eines der Ziele der Heimerziehung darstellt. (vgl. Statistisches Bundesamt 2007)
Für die Rückführungspraxis von Pflegekindern sind eindeutige Aussagen kaum möglich. Zumindest lässt sich feststellen, dass ein Großteil nicht zu den leiblichen Eltern zurückkehrt. Anhand der statistischen Daten der 2006 beendeten Vollzeitpflegeverhältnisse zeigt sich, dass etwas mehr als ein Drittel in die Herkunftsfamilie zurückkehrte. Es existieren Aussagen in der Literatur, welche die Rückführung vieler Kinder und Jugendlicher als traumatisches Ereignis für diese beschreiben. Auch würden Kontakte zur ehemaligen Pflegefamilie kaum stattfinden. (vgl. Müller-Schlotmann, R. 1997, 156)
Als weitere Problematik der Vollzeitpflege werden Wechsel der Pflegefamilie benannt. Für das Jahr 1993 werden bei etwas mehr als einem Drittel der Pflegekinder Wechsel in andere Pflegefamilien angegeben. Als vorwiegende Gründe für diesen Wechsel werden Erziehungs- und Beziehungsprobleme in der Pflegefamilie genannt. Gleichzeitig wird der Verdacht geäußert, dass einige Pflegekinder, um eine weitere Fremdplatzierung zu vermeiden, in die Herkunftsfamilie rückgeführt wurden, obwohl keine Veränderung eingetreten sei. (vgl. ebd., 156-157) Unter Beachtung der statistischen Daten bezüglich der im Vorfeld stattgefundenen stationären Hilfen zeigt sich, dass nur bei einem geringen Anteil der Pflegekinder vorher bereits eine Vollzeitpflege bestand. (vgl. Abschnitt 2.2, 21) Bei den beendeten Vollzeitpflegeverhältnissen ist jedoch zu erkennen, dass ca. 32 % der unter 18-jährigen ihren Aufenthalt nach Abschluss der Hilfe in einer Pflegefamilie hatten, was auf einen

höheren Anteil vollzogener Wechsel hindeutet. (vgl. Statistisches Bundesamt 2007) Aus der Statistik lassen sich keine genauen Aussagen zu wechselnden Vollzeitpflegeverhältnissen treffen, aber es wird erkennbar, dass derartige Wechsel keine außerordentliche Seltenheit darstellen.

Im Bereich der Rechtssprechung ist in Bezug auf den Herausgabeanspruch der Sorgeberechtigen bzw. der Rückführung die vorherrschende Meinung, dass Pflegekinder grundsätzlich nach 2 Jahren Aufenthalt in der Pflegefamilie auch dort verbleiben sollen, unter Beachtung der spezifischen Umstände, wie z. B. der Integration in die Pflegefamilie und der Entwicklung des Pflegekindes. (vgl. Müller-Schlotmann, R. 1997, 70 nach Münder, J./Lakies, T. 1990; vgl. Biermann, B. 2001, 606) Ob diese Forderung in der Praxis immer erfüllt wird, ist anzuzweifeln, vor allem wenn die Statistik eine durchschnittliche Dauer von 3 Jahren angibt.

Vorläufige Schutzmaßnahmen haben insgesamt eine rückläufige Tendenz. Allerdings ist die Anzahl der Kinder unter 3 Jahren erheblich angestiegen.
Überwiegend werden zur kurzfristigen Unterbringung innerhalb des Zeitraumes der Perspektivenklärung Einrichtungen der Heimerziehung genutzt. Bei den unter 3-jährigen erfolgt bei etwas mehr als der Hälfte die Unterbringung in einer Bereitschaftspflegestelle oder bei einer anderen geeigneten Person.
Bei einem erheblichen Anteil der vorläufigen Schutzmaßnahmen, insbesondere bei Kindern unter 6 Jahren, beträgt die Dauer mehr als 7 Tage. Im Anschluss an die vorläufige Schutzmaßnahme erfolgt nur bei einem relativ geringen Anteil eine Fremdunterbringung als Hilfe zur Erziehung, allerdings kann in Bezug auf das Alter gesagt werden, dass je jünger ein Kind bei der Schutzmaßnahme ist, umso eher erfolgt eine stationäre Hilfe im Anschluss. Trotzdem werden bei einer Gesamtbetrachtung überwiegend im Anschluss an eine Schutzmaßnahme ambulante Hilfen durchgeführt. (vgl. Abschnitt 2.2, 23)

Kinder und Jugendliche, die im Rahmen von Hilfen zur Erziehung außerhalb des Elternhauses untergebracht sind bzw. werden, zeigen unterschiedliche Verhaltensweisen und Entwicklungsverläufe. Oftmals werden ihre Verhaltensweisen als abweichend oder auffällig bezeichnet. Dies kann zu Problemen und Konflikten im Heimalltag und zur Überforderung der Pflegeltern führen, was die Ablehnung des Heim- oder Pflegekindes und sogar den Abbruch der Hilfe zur Folge haben kann. (vgl. Schleiffer, R. 2001, 14; 93; vgl. Fegert, J. 1999, 77)

Die Erkenntnisse der »JULE-Studie« verweisen auf das häufige Auftreten von:

- Konzentrations- und Motivationsproblemen,
- Aggressivität,
- Lern- und Leistungsschwierigkeiten sowie
- Entwicklungsrückständen bei Kindern und Jugendlichen zu Beginn der ersten stationären Hilfe. (vgl. Schleiffer, R. 2001, 94 nach Baur, D./Finkel, M./Hamberger, M. u .a. 1998, 208 ff)

Insgesamt werden bei Heim- und Pflegekindern häufig Auffälligkeiten genannt, wie:

- emotionale Unterentwicklung,
- sozialer Rückzug,
- starkes Misstrauen,
- sehr selbständiges,
- auffällig distanziertes oder
- extrem distanzloses Verhalten,
- geringer Selbstwert,
- schnelle Überforderung,
- Leistungsverweigerung,
- Regression, wie z. B. Einnässen oder altersunangemessene Anhänglichkeit,
- mangelnde Kontrollüberzeugung, d. h. die Kinder und Jugendlichen fühlen sich unfähig Situationen zu beeinflussen,
- Verstummen,
- aggressives Verhalten,
- Unfähigkeit zur Eigenverantwortung,
- Hilflosigkeit,
- Überangepasstheit,
- Überfürsorglichkeit,
- geringe Impulskontrolle und
- verringerte kognitive Fähigkeiten trotz normaler Intelligenz.

In einigen Fällen findet auch sexualisiertes oder selbstverletzendes Verhalten Erwähnung. (vgl. Müller-Schlotmann, R. 1997, 114–121; vgl. Brisch, K. H. 2000, 95)

Bei Jungen treten häufiger externale Symptome, wie z. B. aggressives Verhalten auf. Bei Mädchen zeigen sich oftmals internale Symptome, d. h. sie ziehen sich häufiger zurück. Dieses Verhalten ist weniger störend und wird deshalb seltener als Problem wahrgenommen. (vgl. Schleiffer, R. 2001, 111)

Aussagen zum Entwicklungsverlauf sind in der Literatur meist für Heimkinder zu finden. Hierbei werden häufig:

- gescheiterte Partnerschaften,
- kriminelle Tendenzen,
- Suchtprobleme,
- psychische Auffälligkeiten,
- geringer beruflicher Erfolg im Lebenslauf und
- gravierende Probleme mit den eigenen Kindern erwähnt. (vgl. Schleiffer, R. 2001, 101; vgl. Rutter, M. 1993, 30–45)

Für Mädchen, die in Heimen untergebracht waren, werden oft zusätzlich das Eingehen von Partnerschaften mit verhaltensauffälligen männlichen Jugendlichen oder Männern und sehr frühe Schwangerschaften genannt. Von Pflegekindern werden ähnliche Entwicklungsverläufe beschrieben, allerdings in einem geringeren quantitativen und qualitativen Ausmaß. (Matějcěk, Z. 2003, 78–82)
Des Weiteren werden noch die Idealisierung der leiblichen Eltern und starke Schuldgefühle bei Heim- oder Pflegekinder erwähnt, obwohl schwerwiegende Misshandlungen Anlass der Fremdunterbringung waren. (vgl. Biermann, B. 2001, 618)

Die zuvor aufgezählten Verhaltensweisen und Entwicklungsverläufe stellen nur einen Auszug dar, der einen zaghaften Einblick in die Problematiken von Heim- und Pflegekindern geben soll. Eine abschließende Auflistung ist aufgrund der Verschiedenheit und Anzahl nicht möglich. Es ist in diesem Zusammenhang darauf hinzuweisen, dass nicht die Gesamtheit der Heim- und Pflegekinder Auffälligkeiten und problematische Entwicklungsverläufe aufweist.

3. Bindungstheorie und Bindungsforschung

In diesem Kapitel erfolgt in einem ersten Schritt ein kurzer Überblick über die Entwicklung der Bindungstheorie und -forschung, deren Grundannahmen und Methoden. Anschließend werden Erkenntnisse der Bindungsforschung, welche aus der Bindungstheorie hervorging, benannt, wobei der Schwerpunkt auf aktuellen Erkenntnissen liegt.
Das enorme Interesse an Bindungsforschung hat eine Vielzahl an Studien und Erkenntnissen hervorgebracht, deshalb kann innerhalb dieser Arbeit nur ein stark eingeschränkter und unvollständiger Einblick gegeben werden.
Den Abschluss des Kapitels bildet die Nennung von Erkenntnissen aus anderen Forschungsdisziplinen, die eine Ergänzung oder eine Bestätigung der bindungstheoretischen Ergebnisse darstellen. Ein Anspruch auf Vollständigkeit kann auch hierbei nicht erhoben werden.

3.1 Grundlagen

In den 1950iger Jahren formulierte der englische Psychiater und Psychoanalytiker John Bowlby die Bindungstheorie, welche durch die kanadische Psychologin Mary Ainsworth durch empirische Untersuchungen untermauert und erweitert wurde. Beide Personen werden als Gründungsfiguren der Bindungstheorie betrachtet. (vgl. Spangler, G./Zimmermann, P. 2002, 9; vgl. Bretherton, I. 2002, 27)

Der 1907 geborene John Bowlby kam erstmals 1927 im Rahmen eines naturwissenschaftlichen Studiums an der Universität in Cambridge in Kontakt mit entwicklungspsychologischen Themen. Dies weckte sein Interesse an der Entwicklung des Menschen und führte zu ehrenamtlichen Tätigkeiten in zwei psychoanalytisch orientierten Kinderheimen, die schwererziehbare Kinder und Jugendliche aufnahmen. Die Verhaltensweisen der dort betreuten Kinder und Jugendlichen, welche von extrem distanziert bis außergewöhnlich anhänglich reichten, veranlassten Bowlby zu der Vermutung, dass es sich hierbei um Auswirkungen früher Trennungen und anderer Störungen innerhalb der Familien handeln könnte.
Kurze Zeit später nahm Bowlby in London sein Medizinstudium auf um Kinderpsychiater und Psychoanalytiker zu werden und innerhalb dieser Berufstätigkeit die Einflüsse der Familie auf die kindliche Entwicklung weiter zu untersuchen. Während dieses Studiums wurde er auch in der Britischen Psychoanalytischen Gesellschaft zur Ausbildung aufgenommen.
1933 schloss er das Psychiatriestudium erfolgreich ab und bekam in der »London Child Guidance Clinic« eine Stellung, wobei er durch die Zu-

sammenarbeit mit psychoanalytisch ausgebildeten Sozialarbeitern beeinflusst wurde, die seine Ansichten über familiäre Einflüsse teilten. Während dieser Zeit wuchs bei Bowlby die Erkenntnis, dass die Psychoanalyse zu stark auf das kindliche Phantasieleben konzentriert war und die Wirkung realer Erfahrungen in der Familie nicht berücksichtigte. Des Weiteren begann er seine Behauptungen durch empirische Studien zu belegen.
Durch den Beginn des Zweiten Weltkrieges musste Bowlby seine Laufbahn als Kinderpsychiater unterbrechen, trotzdem ergab die Zeit in der Armee mehrere Kontakte zu verschiedenen Psychiatern, Analytikern und Psychologen, die einen Einfluss auf ihn ausübten.
Nach Kriegsende trat er eine Stelle als Leiter der Kinderabteilung in der »Travistock Clinic« in London an. Von besonderem Interesse war im Rahmen seiner Tätigkeit in dieser Klinik die Entdeckung der verschiedenen familiären Interaktionsmuster, aus denen eine gestörte oder gesunde Entwicklung resultierte. Zu seiner Enttäuschung waren die an der Klinik tätigen Therapeuten wenig interessiert an dem aktuellen Familienleben der Patienten. Aus diesem Grund gründete Bowlby eine unabhängige Forschungsgruppe, welche die Auswirkungen von frühen Mutter-Kind-Trennungen auf die Persönlichkeitsentwicklung untersuchte, zu deren Mitarbeitern einige Jahre später auch Mary Ainsworth zählen sollte. Als Grund für die Einschränkung der Forschung auf Mutter-Kind-Trennung nannte Bowlby die Eindeutigkeit des Ereignisses und die Schwierigkeit weniger gravierende Umwelteinflüsse auf die Eltern-Kind-Interaktion nachweisen zu können. (vgl. Bretherton, I. 2002, 27-29; 31)

Die 1913 in Ohio geborene Mary Ainsworth, geb. Salter, studierte in den 1930iger Jahren Psychologie an der Universität in Toronto. Einen entscheidenden Einfluss auf ihr späteres Schaffen hatte während des Studiums William Baltz, der die sog. Sicherheitstheorie entwickelte. Mary Ainsworth war im Rahmen ihrer Dissertation an der Ausarbeitung der Sicherheitstheorie beteiligt. Der wichtigste Grundsatz dieser Theorie besagt, dass bei Neugeborenen und Kleinkindern die Entwicklung von Vertrauen und Sicherheit zu den Eltern die Voraussetzung für die Bereitschaft zur Erkundung unbekannter Situationen ist, was wiederum die Grundlage für den Erwerb von Wissen, Fähigkeiten, Selbstvertrauen und die spätere Ablösung von den Eltern darstellt. Ein Sicherheitsgefühl kann nur aus einer Vertrauensbeziehung erwachsen.
Für ihre Dissertation entwickelte Ainsworth Fragebögen um die Sicherheit von Studenten zu testen und validierte diese durch Interviews der entsprechenden Personen. Nach Abschluss der Dissertation erweiterte sie ihre Erfahrungen im Bereich Diagnostik und Methodenentwicklung durch verschiedene Tests und Interviews.

1950 heiratete Ainsworth und folgte ihrem Ehemann nach London. Aufgrund einer Anzeige bewarb sie sich auf eine Stelle in der »Travistock Clinic« und schloss sich der Forschungsgruppe unter Leitung Bowlbys an. (vgl. ebd., 30–31)

Einen weiteren Einfluss auf die Entwicklung der Bindungstheorie hatte James Robertson, der bereits 1948 von Bowlby als Mitarbeiter in der Forschungsgruppe eingestellt worden war. Robertson hatte während des Krieges in einem Kinderheim unter Leitung der Psychoanalytikerin Anna Freud als Hausmeister gearbeitet. Anna Freud verlangte von jedem Mitarbeiter, dass sie die Kinder beobachteten und ihre Beobachtungen auf Karteikarten vermerkten, woraus ein beeindruckendes Datenmaterial resultierte. Bereits Anna Freud, gemeinsam mit Dorotheè Burlingham, fiel auf, dass Kinder, die in ihrer Herkunftsfamilie negative Entwicklungsbedingungen hatten, trotzdem schwere Heimweh-Reaktionen zeigten, was sie zu der Annahme führte, dass die Mutter für das Kind eine Sonderstellung einnimmt. (vgl. Hellbrügge, T. 2003, 44–45) Nach Kriegsende studierte Robertson Sozialarbeit und absolvierte eine Ausbildung zum Psychoanalytiker.
Innerhalb von Bowlbys Forschungsgruppe kam Robertson die Aufgabe zu Kleinkinder in Krankenhäusern und Heimen zu beobachten. Zu diesem Zeitpunkt war der Besuch der Kinder durch die Eltern unüblich. Die schriftlich festgehaltenen Beobachtungen des Alltags, die nicht unter speziell aufbereiteten Testbedingungen stattfanden, beeindruckten Ainsworth so, dass sie diese Methode zu einem späteren Zeitpunkt übernahm. Zusätzlich lieferten die von Robertson erstellten und von Ainsworth ausgewerteten Daten die Grundlage für die weitere Arbeit Ainsworths.
1950 entschloss sich Robertson in Zusammenarbeit mit Bowlby einen Film zu drehen über 2-jährige Kinder in Krankenhäusern, welcher mit den schriftlichen Feldbeobachtungen bedeutsam für die Bindungstheorie wurde. (vgl. Bretherton, I. 2002, 31–32; 34)

Zwei weitere Ereignisse begünstigten die Theorieentwicklung. Zum einen der Auftrag der Weltgesundheitsorganisation (WHO) aus Genf, welche Bowlby beauftragte einen Bericht zu verfassen, der das Schicksal heimatloser Kinder im Europa der Nachkriegszeit beinhalten sollte. Durch diesen Auftrag konnte Bowlby in Austausch mit verschiedenen Wissenschaftlern treten, die sich mit den Auswirkungen von Mutter-Kind-Trennungen und Mutterentbehrungen auseinandergesetzt hatten. Zusätzlich hatte er die Möglichkeit sich in die verfügbare Literatur zu vertiefen und seine Gedanken zu systematisieren.
Des Weiteren wurde Bowlby auf einen Artikel von Konrad Lorenz, einem Ethologen, aufmerksam, der die Nachlaufprägung bei Gänseküken ausführlich beschrieb. Daraufhin beschäftigte er sich intensiv mit

der Ethologie (vergleichende (Tier)Verhaltensforschung), insbesondere mit dem Prozess der Prägung. Der Prägungsprozess erklärte die Entstehung einer Eltern-Kind-Bindung bei Tieren als biologisch verankerte Verhaltensstrategie ohne den Akt des Fütterns als einzige Ursache anzusehen, was den Ideen Bowlbys bezogen auf den Menschen ähnelte, aber der zu diesem Zeitpunkt üblichen Ansicht der Psychoanalyse widersprach.
In dieser Zeit wurde Bowlbys Aufmerksamkeit auch auf die Arbeit von Harry Harlow gelenkt, der Versuche mit Rhesusaffenkindern durchführte. Die Affenkinder wurden nach der Geburt von den Müttern getrennt und konnten dann als Ersatz zwischen einer Attrappe mit Fell ohne Nahrung und einer Attrappe mit Nahrung ohne Fell wählen. Die Rhesusaffen entschieden sich für die Fellattrappe, was zu der Schlussfolgerung führte, dass Bindungsverhalten nicht durch die Zufuhr von Nahrung gesteuert wird. Des Weiteren zeigten die Affenkinder panische, depressive sowie stereotype Reaktionen, wenn sie geängstigt wurden und die Fellattrappe nicht vorhanden war. (vgl. Schleiffer, R. 2001, 29)
Zusätzlich war Bowlby von den in der Ethologie überwiegend angewendeten Feldbeobachtungen unter Alltagsbedingungen beeindruckt, die den von ihm und Robertson entwickelten Methoden ähnelten. Durch den Einbezug der Ethologie erhoffte sich Bowlby tiefere Einsichten in die Natur der Bindung. (vgl. Bretherton, I. 2002, 32–33)

1953 verließ Ainsworth die »Travistock Clinic«, um ihrem Mann nach Uganda zu folgen. Dort wendete sie sich einem Forschungsprojekt zu in dessen Rahmen sie Mutter-Kind-Paare bezüglich dem Auftreten und der Entwicklung von Bindungsverhaltensweisen längsschnittlich, d. h. 9 Monate lang ca. alle 2 Wochen unter Alltagsbedingungen, beobachtete und Interviews mit den Müttern führte. Gleichzeitig entwickelte Ainsworth Skalen zur Erfassung des mütterlichen Verhaltens. Die Auswertung der Daten erfolgte Jahre später, nachdem Bowlby 1958 erneuten Kontakt zu ihr aufnahm.
Ca. 1 Jahr zuvor erfolgte durch Bowlby die erste offizielle Darstellung der Bindungstheorie im Rahmen eines Vortrages in London. Diese Darstellung löste heftige Kritik bei der Psychoanalytischen Gesellschaft aus, da Bowlby einige vorherrschende Ansichten in Frage stellte.
Ein weiteres Forschungsprojekt Ainsworths war die Baltimore-Studie, welche nach der erneuten Zusammenarbeit mit Bowlby erfolgte. Innerhalb dieses Projektes sollte auch das natürliche Verhalten von Mutter-Kind-Paaren erfasst werden, allerdings waren Erhebungs- und Bewertungsmethoden noch stärker von der Bindungstheorie beeinflusst. Zusätzlich erkannte Ainsworth die Gemeinsamkeiten zwischen der Sicherheitstheorie von Blatz und der Bindungstheorie.

Während dessen wurden auch Grundlagen zur Erfassung von Verhaltensmustern, die nicht nur die Auftretenshäufigkeit des mütterlichen und kindlichen Verhaltens erfassten, entwickelt und verbessert, was durch die Erfahrungen Ainsworths begünstigt war.
Des Weiteren wurde einige Zeit später von Ainsworth und Wittig eine Laboruntersuchungsmethode erarbeitet, welche die Erforschung des Verhaltens unter Belastungssituationen ermöglichte. (vgl. ebd., 34–42)

Die Vielzahl von Bowlbys und Ainsworths Veröffentlichungen und auch Ainsworths Lehrtätigkeit an der John Hopkins Universität führten dazu, dass viele Forscher weitere Untersuchungen unternahmen, um die Hypothesen Bowlbys zu überprüfen, was zur Weiterentwicklung der Bindungstheorie und zur Ausweitung der Bindungsforschung sowie ihrer Methoden führte. (vgl. ebd., 42–47)
In Deutschland begann die Bindungsforschung 1974 in Bielefeld durch eine Arbeitsgruppe um Klaus Grossmann. Kennzeichnend war für diese Arbeitsgruppe, dass sie ihre Forschung auf langfristigen, d. h. mehrere Jahre andauernden Längsschnittstudien, aufbaute. (vgl. Spangler, G./Grossmann, K. 2002, 50)

Insgesamt ist zu erkennen, dass Bowlby und Ainsworth die Grundlagen für eine Theorie schufen, die sich mittlerweile fest in der Psychologie etabliert hat und Auslöser war bzw. ist für eine Vielzahl umfangreicher Längsschnittuntersuchungen, welche zu beachtlichen Ergebnissen führten. Dennoch sind die Möglichkeiten und Grenzen der Bindungstheorie und -forschung noch nicht vollständig erkannt und ausgeschöpft. (vgl. Spangler, G./Zimmermann, P. 2002, 9; vgl. Bretherton, I. 2002, 49)

Von Bretherton, I. (2002, 49) wird die Bindungstheorie „[…] als eine Theorie enger zwischenmenschlicher Beziehungen […]“ betrachtet, deren Ursprung in der Psychoanalyse liegt, jedoch durch den Einbezug ethologischer Konzepte Antworten zu geben vermag, die von einigen psychoanalytischen Ansichten abweichen.
Spangler, G. und Grossmann, K. (2002, 51) beschreiben die Bindungstheorie als eine Theorie, „[…] die durch systemisches Denken gekennzeichnet, durch biologische Erklärungsmodelle begründet ist und deren Paradigma in vieler Hinsicht in deutlichem Widerspruch zur behavioristischen Denkweise steht“.

Nachfolgend werden die Grundannahmen und Hypothesen der Bindungstheorie dargestellt, was zu einem besseren Verständnis der soeben zitierten Beschreibungen der Bindungstheorie beitragen kann und grundlegend für den weiteren Verlauf dieser Arbeit ist.

3.1.1 Grundannahmen und Hypothesen

Der Gegenstand der Bindungstheorie ist der Aufbau, die Entwicklung und die Veränderung emotionaler Bindungen im Lebensverlauf von Menschen sowie das daraus resultierende Verhalten und Erleben. Der Bezug zur Entwicklungspsychologie wird hierbei deutlich. Im Fokus steht dabei nicht nur die Bindung des Kindes an die Eltern oder Elternersatzfiguren, sondern auch der umgekehrte Fall. (vgl. Bowlby, J. 2002, 20–21)

Emotionale Bindungen zu anderen Menschen einzugehen, wird als grundlegende natürliche Neigung bzw. als selbständiger biologischer Prozess betrachtet, der von der Geburt bis ins hohe Alter besteht und eine überlebenswichtige Schutzfunktion besitzt.
Neugeborene entwickeln innerhalb der ersten Lebensmonate eine starke emotionale Beziehung zu einer Hauptbezugsperson, der sog. Bindungsperson an die sich in bedrohlichen Situationen gewendet wird. Neben der Hauptbindungsfigur können auch Bindungen zu anderen Bezugspersonen aufgebaut werden. In der frühen Kindheit[5] bestehen prinzipiell Bindungen zu wenigen vertrauten Personen bei denen das Kind Trost, Hilfe und Schutz sucht. (vgl. ebd., 20–21)

Die Bindungsentwicklung vollzieht sich in 4 Phasen. (vgl. Schleiffer, R. 2001, 33–34)

1. Bis ca. zum 2. Lebensmonat werden Bindungsverhaltensweisen an verschiedene Personen gerichtet, wobei keine Unterschiede erkennbar sind.
2. Ab ca. dem 4. Lebensmonat erfolgt eine Unterscheidung, d. h. der Säugling richtet vermehrt Laute an vertraute Personen und lächelt diese auch mehr an. Es beginnt die Entwicklung einer individuellen Beziehung zu wenigen Bindungspersonen.
3. Ca. im Alter von 6 Monaten entwickeln Säuglinge Objektpermanenz, d. h. sie beginnen kurz zuvor Gesehenes zu suchen und zu vermissen. In diesem Stadium der Entwicklung fangen Säuglinge an sich den Verbleib der Bindungsperson zu merken, indem sie sich ständig über deren Aufenthaltsort rückversichern, um im Notfall schnell zur Bindungsfigur krabbeln oder auf sich aufmerksam machen zu können. Die Bindungspersonen können das Kind am effektivsten beruhigen, werden bei Abwesenheit vermisst und das Kind leidet, wenn keine schnelle Rückkehr erfolgt. Diese Phase der Bindungsentwicklung

[5] Die frühe Kindheit erstreckt sich von der Geburt bis zur Vollendung des 6. Lebensjahres. (vgl. Bundesministerium für Familie, Senioren, Frauen und Jugend (Hrsg.) 2005, 103)

wird als zielkorrigierte Phase bezeichnet, in der sich die Bindung festigt und ist Ausdruck „[...] einer individuellen Bindung des Kindes an wenige Bindungspersonen." (Grossmann, K. 2002, 199) Die Kinder sind in Gegenwart einer fremden Person nicht mehr so unbefangen.

4. Ca. ab dem 3. Lebensjahr entwickelt sich dann die sog. zielkorrigierte Partnerschaft, auf welche im Zusammenhang mit der Entstehung innerer Arbeitsmodelle näher eingegangen werden wird.

Diese Bindungen sind bei gesunder Entwicklung dauerhaft, d. h. sie reichen bis ins Erwachsenenalter, wobei ab dem Jugendalter die Suche nach körperlicher Nähe zu den Hauptbindungspersonen nachlässt und eine Ergänzung durch neue Bindungen (Freundschafts- und Liebesbeziehungen) stattfindet, in denen auch wieder Bindungsverhalten gezeigt wird, wenn diese Partner als nicht willkürlich austauschbar „[...]und als primäre Quelle von Trost und Unterstützung erlebt [...]" werden. (Zimmermann, P. 2002, 207 nach Ainsworth, M. 1991) Des Weiteren sind Bindungsbeziehungen unabhängig von Nahrungsversorgung und Sexualität, auch wenn diesen manchmal eine wichtige Rolle zukommt. (vgl. Bowlby, J. 2002, 20–21; vgl. Zimmermann, P. 2002, 206)
Emotionale Bindungen haben in der Bindungstheorie Primärcharakter, aufgrund ihrer Schutzfunktion. Im Gegensatz zu den klassischen Ansichten der Sekundärtriebtheorie der Psychoanalyse[6] und des Behaviorismus[7] , in denen angenommen wurde, dass Triebe wie Hunger und Sexualität zur Bindung an eine andere Person führen bzw. der Säugling aufgrund dieser Bedürfnisbefriedigung lernt die Mutter zu lieben (vgl. Schleiffer, R. 2001, 28).
Unter der Fähigkeit emotionale Bindungen aufzubauen wird einerseits die Schutz-, Trost- und Unterstützungssuche und anderseits die Gewährung des eben Genannten verstanden. (vgl. Bowlby, J. 2002, 20–21; vgl. Brisch, K. H. 2000, 91) Diese Fähigkeit „[...] ist ein grundlegendes Merkmal einer effektiv funktionierenden Persönlichkeit und psychischer Gesundheit [...]". (Bowlby, J. 2002, 21) Unterstützung und Trost werden in der Regel bei Personen gesucht, die als stärker und/oder erfahrener angesehen werden. Das Kind oder allgemein die schutzsuchende Person hält sich in Reichweite der spezifischen Bindungsperson auf, wobei die Nähe von der jeweiligen Situation abhängt. In der Bindungstheorie wird

[6] Die Psychoanalyse geht davon aus, dass menschliches Verhalten überwiegend von unbewussten Trieben und Konflikten beeinflusst ist, deren Ursachen in der Kindheit liegen.

[7] Der klassische Behaviorismus, auch als Lerntheorien bezeichnet, beschränkte sich auf das beobachtbare Verhalten. Laut der klassischen behavioristischen Ansicht wird Verhalten durch bestimmte Umwelteinflüsse gelernt und kann durch andere äußere Einflüsse auch wieder verlernt werden.

hierbei vom Konzept des Bindungsverhaltens gesprochen. Ausdruck dieses Bindungsverhaltens ist bei Säuglingen und Kleinkindern insbesondere das Suchen der Bindungsperson, das Festklammern an sie, das Nachlaufen, das Weinen und auch das Lächeln. Bindungsverhaltensweisen existieren von Geburt an und werden innerhalb der ersten Lebensmonate zunehmend spezifisch auf eine oder mehrere Bezugspersonen gerichtet, um die Nähe zu den Bindungspersonen aufrechtzuerhalten. (vgl. Brisch, K. H. 2000, 91; vgl. Dornes, M. 1997, 221)

Die gegensätzliche Komponente zum Bindungsverhalten ist das Explorationsverhalten, welches gekennzeichnet ist durch das Erkunden der Umwelt, das Spiel und die Aktivitäten mit Gleichaltrigen. Je sicherer sich eine Person fühlt, umso eher wird sie sich von der Bindungsperson entfernen, um die Umgebung zu erforschen. Sobald Müdigkeitserscheinungen, Unwohlsein oder Angst auftreten, wird die Exploration eingestellt und die Nähe zur Bindungsfigur gesucht. (vgl. Bowlby, J. 2002, 21)

Hierbei handelt es sich um das „[...] typische Muster von Interaktionen zwischen Kind und Eltern [...], nämlich die Erkundung von einer sicheren Basis aus." (ebd., 21) Gleichzeitig wird deutlich, dass das Bindungsverhalten nur in bestimmten Situationen ausgelöst und durch Rückversicherung sowie Trost wieder beendet wird, was wiederum zur Exploration führt.

Diese Distanzregulation ist abhängig vom Alter bzw. vom Entwicklungsstand des Kindes, von der Situation und der Feinfühligkeit der Bindungsperson, d. h. von der „[...] Fähigkeit, kindliche Signale wahrzunehmen, richtig zu interpretieren sowie angemessen und prompt zu beantworten, [...]." (Kindler, H. 2002, 284 nach Ainsworth, M./Bell, S. M./Stayton, D. J. 1971) Eine angemessene Reaktion drückt sich dadurch aus, dass weder unter- noch überstimuliert und in einem Zeitrahmen gehandelt wird, der Frustration oder übermäßiges Verwöhnen des Kindes ausschließt. (vgl. Brisch, K. E. 2003, 105–107)

Bei Säuglingen muss die Bindungsperson aktiv die Steuerung übernehmen, aber auch bei älteren Kindern, die aktiv die Distanz regulieren können, sind Wahrnehmung und angemessene Reaktion auf Signale des Kindes von enormer Bedeutung, um das System von Bindungs- und Explorationsverhalten aufrechtzuerhalten. (vgl. Bowlby, J. 2002, 21–22)

Die Bindungstheorie geht davon aus, dass die Steuerung dieses Systems im zentralen Nervensystem verankert ist und im Rahmen bestimmter Verfügbarkeits- und Entfernungsgrenzen die Beziehung einer Person zur Bindungsfigur bzw. die Erreichbarkeit und Nähe der Partner aufrechterhält. (vgl. ebd., 20–22)

Dieses Bindungssteuerungssystem benötigt, um effektiv zu funktionieren, möglichst viele Informationen über die Bindungsperson, z. B. Auf-

enthaltsort, Fähigkeiten, Reaktionen bei Situationsänderungen und das eigene Selbst, d. h. Wissen wie akzeptabel oder inakzeptabel die eigene Person aus dem Blickwinkel der Bindungsperson ist. (vgl. Bowlby, J. 2002, 23; vgl. Bretherton. I. 2006, 17 nach Bowlby, J. 1973, 203) Diese Informationen werden durch interaktive und kommunikative Erfahrungen mit der Bindungsperson gesammelt. (vgl. Dornes, M. 1997, 221)
Kinder sollen bereits Ende des 1. Lebensjahres beachtliches Wissen diesbezüglich angesammelt haben, welches sich allmählich als innere Arbeitsmodelle bzw. als innere Beziehungsrepräsentanzen organisiert. Diese Modelle beinhalten die Vorhersagbarkeit des Verhaltens, die gefühlte Zuneigung und die Erreichbarkeit der Bindungsperson(en) sowie die eigene Werthaftigkeit, d. h. die Fürsorge und Zuneigung verdient zu haben. Mit ca. 12 Monaten werden vom Kind bereits bestimmte Reaktionen auf spezielle von ihm gezeigte Verhaltensweisen erwartet. Ab ca. dem 3. Lebensjahr beginnt in der Bindungstheorie die Phase der sog. zielkorrigierten Partnerschaft, in welcher die individuellen Absichten ausgetauscht und Verhandlungen bei abweichenden Vorstellungen geführt werden können, was auch durch die wachsende Fähigkeit des Kindes zur Perspektivenübernahme begünstigt wird. (vgl. Grossmann, K. 2002, 199, vgl. Bretherton, I. 2006, 16) So kann das Kind das Wissen über die Bindungspersonen einsetzen, um den Erfolg seines Bindungsverhaltens zu steigern indem z. B. etwas heruntergeschmissen wird, wenn zuvor auf Blicke nicht reagiert wurde oder es kann mit Worten auf sich aufmerksam machen. Gleichzeitig können Eigenheiten der Bindungsperson(en) berücksichtigt werden. (vgl. Schleiffer, R. 2001, 34) Die Bindungsperson bringt in diese Beziehung allerdings auch ihre inneren Arbeitsmodelle über sich selbst und das Kind mit ein. Aufgrund der täglichen Anwendung dieser Modelle werden sie zur Routine und üben ihren Einfluss auf Fühlen, Denken und Handeln unbewusst aus. (vgl. Bowlby, J. 2002, 23)
Hierbei ist der Einfluss der kognitiven Entwicklungspsychologie[8] sowie gleichzeitig die Verbindung von Verhalten und innerem Erleben in der Bindungstheorie erkennbar. (vgl. Bretherton, I. 2006, 16; vgl. Köhler, L. 2002, 80)
Die Funktion derartiger Modelle besteht also darin das Verhalten der Bindungsperson zu interpretieren und vorherzusagen sowie das eigene Bindungsverhalten, Gedanken und Gefühle zu regulieren, um das gewünschte Ergebnis, die Nähe zur Bindungsperson aufrecht zu erhalten, zu erreichen. (vgl. Bretherton, I. 2006, 13) Es handelt sich demnach um einen Anpassungsprozess. (vgl. Fremmer-Bombik, E. 2002, 109–110)

---

8 Für den Kognitivismus kennzeichnend ist, dass menschliches Verhalten von der subjektiven Wahrnehmung, der Bedeutungszuschreibung und den Erwartungen der Person bestimmt wird. Das Bewusstsein ist zentral.

Die Existenz und die Beschaffenheit des Bindungssystems wird in der Bindungstheorie evolutionär erklärt, d. h. dieses System hat sich herausgebildet, um das Überleben des Menschen zu gewährleisten in der Umgebung in welcher sich die menschliche Spezies entwickelt hat. Für Bowlby liegt dieser Zeitpunkt mehr als 10.000 Jahre in der Vergangenheit, also zu Zeiten des Jagens und Sammelns. Damals war eine aufmerksame und feinfühlige Bezugsperson für Kinder überlebenswichtig. Die Bindungsverhaltensweisen sorgten schnell dafür, dass die Nähe zu den Bezugspersonen hergestellt werden konnte, was einen wirksamen Schutz, z. B. vor Raubtieren oder Wettereinflüssen ermöglichte. (vgl. Main, M 2006, 171–172) Die Schutzfunktion war am effektivsten in der Interaktion mit der Person, die sofort und angemessen aus dem Blickwinkel des Kindes auf seine Signale reagierte. Dies erklärt, weshalb eine Bindung an bestimmte vertraute Personen erfolgt.
Aufgrund des zuvor genannten Sachverhaltes ist aus Sicht der Bindungstheorie das Fehlen, z. B. bei Trennung oder eine unangemessene Reaktion der Bezugsperson, Auslöser für psychischen Stress und manchmal auch für psychische Traumata.
Das elterliche Fürsorgeverhalten korrespondiert mit dem Bindungsverhalten des Kindes und sichert aus evolutionstheoretischer Sicht das Überleben der Nachkommen und damit auch die Verbreitung der Gene. Es ist damit auch ein biologisch begründetes Programm. (vgl. Bowlby, J. 2002, 22–23)

Erwähnenswert ist noch die Grundannahme, dass Kleinkinder Trauer empfinden können, was Mitte des 20. Jhd. von der Psychoanalyse noch angezweifelt wurde. Nach Bowlby treten Trauerreaktionen auf, wenn das Bindungsverhalten aktiviert, aber die Bindungsperson nicht verfügbar ist. Die Trauer von Kindern ist mit den Trauerprozessen von Erwachsenen vergleichbar.
Nach Ansicht Bowlbys haben auch Kleinkinder die Fähigkeit sich nach dem Verlust der Bindungsperson auf andere soziale Beziehungen einzulassen. Diese Fähigkeit versiegt allerdings, wenn Bindungspersonen zu häufig wechseln. (vgl. Bretherton, I. 2002, 37)
Des Weiteren geht Bowlby davon aus, dass „[…] tyrannisierende Erwachsene die tyrannisierten Kinder von gestern seien." (Dornes, M. 1997, 217 nach Bowlby, J. 1977, 173)

Die grundlegende Hypothese der Bindungstheorie, die sich aus den eben genannten Grundannahmen ableiten lässt, besagt, dass die Art und Weise der Bindungsentwicklung und die daraus resultierende Organisation von inneren Arbeitsmodellen wesentlich über das psychisch gesunde Aufwachsen einer Person mitbestimmt. (vgl. Bowlby, J. 2002, 20) Insbesondere wird davon ausgegangen, dass langfristige Auswirkungen im Bereich der Gestaltung von emotionalen Beziehungen im Bereich der Gestaltung von emotionalen Beziehungen zu finden sind. (vgl. Schleiffer, R. 2001, 56)

Unterschiede in der Bindungsentwicklung sind anhand von Interaktionsmustern zwischen Kind und Bindungsfigur identifizierbar, welche die wechselseitige verbale und nonverbale Kommunikation sowie das aufeinander bezogene Handeln, d. h. die gegenseitige Beeinflussung beinhalten. (vgl. Beebe, B/Jaffe, J./Lachmann, F. u. a. 2006, 52) Diese Muster sind bereits Ende des 1. Lebensjahres beobachtbar. Klassifiziert werden die Unterschiede in 4 Bindungsmustern bzw. Bindungsqualitäten, welche den in der Organisation befindlichen inneren Arbeitsmodellen entsprechen und sich durch bestimmte Verhaltensweisen äußern sowie zur Stabilität neigen. (vgl. Fremmer-Bombik, E. 2002, 112) Diese Grundmuster werden als sicher, unsicher-vermeidend, unsicher-ambivalent und desorganisiert bezeichnet, wobei ersteres eine gesunde Entwicklung und die anderen Muster Störungen erwarten lassen. Es ist anzumerken, dass das desorganisierte Bindungsmuster erst in den frühen 1980er Jahren entdeckt wurde. (vgl. Main, M. 2002, 126)
Die Entstehung des jeweiligen Musters ist abhängig vom Verhalten bzw. der Feinfühligkeit der primären Bezugspersonen. Daraus ergibt sich auch die Möglichkeit, dass die Bindung des Kindes z. B. zum Vater eine andere sein kann als zur Mutter. (vgl. Bowlby, J. 2002, 24–26) Diese unterschiedlichen Bindungsqualitäten zu verschiedenen Bezugspersonen existieren zunächst nebeneinander und werden im Entwicklungsverlauf hierarchisch organisiert. (vgl. Dornes, M. 1997, 222)
Die Gründe für die Stabilität der Bindungsmuster werden zum einen darin gesehen, dass das Verhalten des Kindes aus dem Verhalten resultiert, welches die Bezugspersonen von Beginn an ihm gegenüber gezeigt haben, was bedeutet dass nur eine Veränderung des Verhaltens der primären Bezugspersonen das Bindungsmuster ändern kann. Allerdings würde selten eine Verhaltensänderung bei den Bindungspersonen eintreten. Des Weiteren soll die Möglichkeit einer Änderung kindlicher Bindungsmuster weitestgehend auf den Zeitraum der frühen Kindheit beschränkt sein. Zu einem späteren Zeitpunkt sind Veränderungen nur noch unter erheblichen Schwierigkeiten möglich, jedoch nicht unmöglich. Zum anderen können die Verhaltensweisen des Kindes bestehende Interaktionsmuster verstärken. Insbesondere bei problematischen Verhaltensweisen kann dies eine Änderung des Verhaltens der Bezugspersonen noch weiter erschweren. Bowlby sieht in diesem Sachverhalt wesentliche Grundlagen psychopathologischer Entwicklungen. (vgl. Bowlby, J. 2002, 24–26)
Auf die verschiedenen Bindungsmuster, daraus resultierende Störungen, Ursachen ihrer Entstehung und Stabilität wird im Abschnitt 3.2 ausführlicher eingegangen werden.

Eine weitere Grundannahme der Bindungstheorie, die in Zusammenhang mit der Stabilität von Bindungsmustern steht, geht davon aus, dass diese generationsübergreifend weitergegeben werden. (vgl. Bretherton, I. 2002, 28)

Anhand der Grundannahmen der Bindungstheorie ist zu erkennen, dass dem Einfluss von Umweltfaktoren bzw. der wechselseitigen Beeinflussung von Individuum und Umwelt eine hohe Bedeutung beigemessen wird, was einer systemischen Denkweise entspricht. (vgl. Bowlby, J. 2002, 18–19) Auch diese Denkweise war mit den psychoanalytischen Ansichten Mitte des 20. Jhd. nicht kompatibel.

Weiterhin wird deutlich, dass innerhalb der Bindungstheorie bereits dem Neugeborenen die Fähigkeit zum Eingehen sozialer Beziehungen zugestanden wird, was mit klassischen psychoanalytischen und behavioristischen Ansichten im Widerspruch steht. (vgl. Bretherton, I. 2002, 34) „Das menschliche Neugeborene ist weder eine tabula rasa noch […]. […] als ein eigensüchtiges, gieriges Wesen anzusehen, dessen Triebe durch Erziehung gezähmt werden müssen, […].“ In der Bindungstheorie existiert das „[…] Bild vom Neugeborenen als einem auf Gegenseitigkeit angelegten lern- und anpassungsbereiten Wesen, das Ausdrucksweisen ungebändigter Triebe erst dann zeigt, wenn seine Signale nicht aufgefangen und ihm Gegenseitigkeit nicht zuteil wird.“ (Köhler, L. 2002, 78)

Auf eine eingehende Darstellung der Psychoanalyse, des klassischen Behaviorismus, der kognitiven Psychologie sowie der Unterschiede und möglicher Gemeinsamkeiten zur Bindungstheorie muss verzichtet werden, um den Rahmen dieser Arbeit nicht übermäßig zu überschreiten. Allerdings erscheint es wichtig anzumerken, dass die Psychoanalyse eine Weiterentwicklung vollzogen hat und sich langsam den Erkenntnissen der Bindungsforschung gegenüber zu öffnen beginnt. (vgl. Köhler, L. 2002, 67; 71–82) Auch in den klassischen behavioristischen Theorien hat sich durch den Einfluss des Kognitivismus die Auffassung durchgesetzt, dass menschliches Verhalten von Umwelteinflüssen und von z. B. subjektiver Wahrnehmung sowie Erfahrungen beeinflusst ist.

3.1.2 Methoden der Bindungsforschung

Die Bindungsforschung bedient sich verschiedener Methoden. Die Beobachtung von Neugeborenen und Kleinkindern unter Alltagsbedingungen stammt aus den Ursprüngen der Bindungstheorie. Anhand von Skalen können z. B. das Verhaltensrepertoire von Säuglingen oder die Verhaltensmuster zwischen Kleinkindern und Bezugspersonen erfasst werden. (vgl. Spangler, G./Grossmann, K. 2002, 52–54; vgl. Köhler, L. 2002, 70)

Kennzeichnend für die Bindungsforschung ist die überwiegende Durchführung von Längsschnittuntersuchungen, d. h. die Beobachtungen bzw. Untersuchungen der ausgewählten Stichproben finden über einen längeren Zeitraum zu verschiedenen Zeitpunkten statt. In Bielefeld z. B. begann 1976 eine Untersuchung, wobei die erste Datenerhebung zum Zeitpunkt der Geburt erfolgte und danach wiederholt Untersuchungen im Alter von 2, 6, 10, 12, 18, 24 Monaten sowie 3, 5, 6, 10 und 16 Jahren durchgeführt wurden. (vgl. Spangler, G./Grossmann, K. 2002, 52–54)

Für die Untersuchungen sind neben den Beobachtungen im Alltag auch andere Methoden von Bedeutung, die häufig in Ergänzung zu den schriftlichen Aufzeichnungen von Videoaufnahmen begleitet werden, um die Überprüfbarkeit der Ergebnisse zu gewährleisten. (vgl. ebd., 55)

An erster Stelle ist hierbei die Laboruntersuchungsmethode »Fremde Situation« zu nennen, welche durch Ainsworth und Mitarbeiter entwickelt wurde. Mit dieser Methode wurden Bowlbys Hypothesen der reproduzierbaren Forschung zugänglich. (vgl. Köhler, L. 2002, 70; vgl. Main, M. 2002, 122)
Durch diese Untersuchung können Unterschiede im Bindungsverhalten anhand der nonverbalen Kommunikation von Kindern vor dem Spracherwerb mit einer bestimmten Bezugsperson in einer unbekannten Umgebung sichtbar gemacht werden. Die »Fremde Situation« ist eine strukturierte Methode, in welcher das Kind zweimal der Trennung von der Bezugsperson ausgesetzt und mit einer fremden Person konfrontiert wird. (vgl. Fremmer-Bombik, E. 2002, 113; vgl. Main, M. 2002, 121; vgl. Bretherton, I. 2006, 13)

Diese Methode folgt einem strengen Ablauf, welcher gefilmt wird:

1. Das Kind und die Bezugsperson werden mit einer fremden Person bekannt gemacht.
2. Kind und Bezugsperson halten sich in einem Raum auf, der dann von der fremden Person betreten wird und diese Kontakt zum Kind aufnimmt.
3. Die Bezugsperson verlässt den Raum und das Kind bleibt mit der fremden Person allein.
4. Nach ca. 3 Minuten kehrt die Bezugsperson zurück und die fremde Person verlässt den Raum.
5. Die Bezugsperson verlässt wieder den Raum und das Kind bleibt allein.
6. Die fremde Person betritt erneut den Raum.
7. Die Bezugsperson kehrt zurück und die fremde Person verlässt den Raum. (vgl. Schleiffer, R. 2001, 45)

Es finden auch Modifikationen dieser Laboruntersuchungsmethode Anwendung, z. B. die »Clown-Situation«, in der die Kinder ca. einen Meter von der Bezugsperson platziert und ihr Verhalten beim Anblick eines Clowns, der in der Tür erscheint und dort bewegungslos verharrt, beobachtet werden. (vgl. Main, M. 2002, 127)

Für die Untersuchung der Bindungsmodelle von Kindern nach dem Spracherwerb werden Bilder, Zeichnungen, Puppenspiele und Geschichten verwendet, da diese zunehmend in der Lage sind über bindungsbezogene Themen in einen sprachlichen Dialog zu treten und sich Situationen geistig vorstellen können. (vgl. Main, M. 2002, 125; 130; 134; vgl. Bretherton, I. 2006, 13–14; 19) Bei der Auswertung dieser Tests werden verbale und nonverbale Reaktionen der Kinder erfasst und daraufhin ausgewertet, ob Betroffenheit ausgedrückt wird, konstruktive Lösungsvorschläge erfolgen und ob Stimmlage, Gestik sowie Mimik zu den verbalen Äußerungen passen. (vgl. Grossmann, K. 2002, 200)
Als Beispiel wäre hier der Trennungsangst-Test (SAT) für Vorschulkinder zu nennen, bei dem anhand von 6 Bildern oder Zeichnungen, die verschiedene Trennungssituationen von Eltern-Kind-Paaren beinhalten, z. B. das Verreisen der Eltern für mehrere Wochen oder das Verlassen des Raumes nach dem das Kind zu Bett gebracht wurde, die Reaktionen untersucht werden. Das Kind wird durch den Interviewer, nachdem dieser eine Standardbeschreibung zur abgebildeten Szene geliefert hat, nach auftretenden Emotionen und möglichen Lösungen befragt. (vgl. Bretherton, I. 2006, 19, vgl. Spangler, G./Grossmann, K. 2002, 59)
Ein weiteres Beispiel ist die Geschichtenergänzungsmethode (ASCT), welche oftmals mit Puppen und Requisiten durchgeführt wird. Hierbei werden Geschichtenanfänge, z. B. ein Kind verschüttet beim Essen Saft, ein Kind hat Angst vor einem Monster unter seinem Bett, ein Kind verletzt sich oder die Eltern verreisen während das Kind bei der Großmutter bleibt, vorgegeben und durch die Puppen dargestellt. Das Kind soll dann die Geschichte mit den Puppen weitererzählen. Auch der Verlauf dieser Methoden wird videografiert und danach wortwörtlich schriftlich festgehalten. (vgl. Bretherton, I. 2006, 2–23, vgl. Steele, M./Hodges, J./Kaniuk, J., u. a. 2006, 342–343)

Eine weitere Methode in der frühen Kindheit ist die Beobachtung von Spielsituationen zwischen Kind und Bezugsperson. (vgl. Main, M. 2002, 123; vgl. Bretherton, I. 2006, 27, vgl. Schildbach, B./Loher, I./Riedinger, N. 2002, 253)

Für Schulkinder, d. h. für die Altersstufe der 7–12-jährigen findet ein 20–60 Minuten andauerndes videografiertes Interview Anwendung, das sog. Bindungsinterview für Kinder (CAI). Dabei sitzen sich Kind und Interviewer gegenüber, welcher das Kind zum Erzählen von nicht weit in der Vergangenheit liegenden bindungsbezogenen Ereignissen und der aktuellen Familiensituation anregt, z. B. durch Fragen wie:

- Wer wohnt bei euch?
- Was geschieht, wenn du krank bist?
- Ist jemand fortgegangen?
- Nenne 3 Wörter, die das Zusammensein mit deiner Mutter beschreiben.

Bei der Auswertung sind besonders relevant:

- die Fähigkeiten Emotionen zu benennen, auszudrücken und anhand konkreter Beispiele zu belegen,
- die Idealisierung von Bezugspersonen,
- die Art und Weise der Gesprächsführung,
- die vom Kind empfundene Selbstwirksamkeit und
- nonverbale Verhaltensweisen.

Dieses Interview ist eine Adaption bzw. Anpassung eines Bindungsinterviews für Erwachsene.(vgl. Target, M./Shmueli-Goetz, Y./Fonagy, P. 2006, 110–115)

Um die Bindungsrepräsentationen bei Jugendlichen und Erwachsen zu erfassen, werden Erwachsenenbindungsinterviews (AAI) durchgeführt. Innerhalb dieses ca. einstündigen, halbstrukturierten Interviews werden die Personen mehrfach angehalten ihre Beziehung zu den Bezugspersonen ihrer Kindheit zu beschreiben und zu bewerten, dabei sollen sie fünf Adjektive zur Beschreibung dieser Beziehungen nennen und durch Erinnerungen belegen. Des Weiteren sollen sie erzählen, welcher Bezugsperson sie sich näher oder von wem sie sich zurückgewiesen fühlten, warum die Bezugspersonen sich so verhielten und inwieweit dies Einfluss auf ihre Persönlichkeitsentwicklung hatte. Diese Untersuchungen beinhalten auch die Nachfrage nach Verlusten von Bezugspersonen sowie die Reaktionen darauf.
Diese Interviews werden auf Tonbändern aufgenommen sowie wortwörtlich verschriftlicht und nur die verbalen Informationen werden anhand von Skalen ausgewertet, die z. B. die Kohärenz des Gespräches[9], Idealisierungen, verwickelten Ärger, Erinnerungslücken und Nachvoll-

---

9 Ein kohärentes Gespräch ist durch Kooperation, Qualität (ehrliche und begründete Aussagen), Quantität (vollständige, aber nicht ausschweifende Erzählung), Relevanz (Themenbezug) und durch zeitlich geordnete sowie verständliche Erzählweise gekennzeichnet. (vgl. Main, M. 2002, 131 nach Grice, H. P. 1975)

ziehbarkeit beinhalten. (vgl. Main, M. 2002, 130; vgl. Schleiffer, R. 2001, 51–52)

Erwachsenenbindungsinterviews werden zur Erforschung der Kontinuität von Bindungsmustern und der generationsübergreifenden Weitergabe genutzt, d. h. diese werden bei Jugendlichen oder Erwachsenen eingesetzt, die als Kinder bereits an Untersuchungen teilnahmen und bei den Bezugspersonen, deren Kinder an Untersuchungen teilnehmen. (vgl. Bretherton, I. 2006, 19, vgl. Spangler, G./Grossmann, K. 2002, 59–60) Modifikationen des Erwachsenenbindungsinterviews finden sich z. B. bei der Erforschung von Bindungsbeziehungen zwischen Erwachsenen. Hierbei werden erwachsene Personen gebeten ihre engsten Partnerschaften zu beschreiben. (vgl. Grossmann, K. E./Grossmann, K./Winter, M. u. a. 2006, 135)

Insbesondere bei Längsschnittuntersuchungen, die von der Geburt bis zum Erwachsenenalter dauern, werden die Ergebnisse der verschiedenen Methoden, die zu unterschiedlichen Zeitpunkten bei einer Stichprobe angewendet wurden, miteinander verglichen, was Aussagen zur Entwicklung und Kontinuität von Bindungsmustern sowie zu langfristigen Auswirkungen ermöglicht. (vgl. Spangler, G./Grossmann, K. 2002, 57–60)

Zusätzlich zu den beschriebenen Methoden werden oftmals die Bezugspersonen zum Ausfüllen von Fragebögen über das Verhalten ihrer Kinder angehalten und es wird auf die kindliche Konzentration sowie auf die kognitive Entwicklung geachtet. (vgl. Schildbach, B./Loher, I./Riedinger, N. 2002, 253)

3.2 Erkenntnisse der Bindungsforschung

„Ausgehend von dem […] Konzept der „Bindung“ bezieht sich die empirische Bindungsforschung ausdrücklich nicht auf alle Aspekte der Eltern-Kind-Beziehung, sondern unterscheidet insbesondere verschiedene Qualitäten von Mutter-Kind-Vertrauensbeziehungen, also dyadischen [d. h. zwischen 2 Personen, Anm. d. Verf.] Mustern der Regulierung kindlicher Bedürfnisse nach Sicherheit, Schutz und Trost in Situationen emotionaler Verunsicherung, und untersucht die Auswirkungen unterschiedlicher Bindungserfahrungen auf die weitere sozioemotionale Entwicklung von Kindern und den Aufbau innerer Selbst- und Beziehungsmodelle.“ (Kindler, H. 2002, 282–283)

Erste Erkenntnisse bezüglich der Bedeutung emotionaler Bindungen und den möglichen Auswirkungen bei deren mangelhafter Verfügbarkeit wurden bereits vor der Formulierung der Bindungstheorie gewonnen. Bowlby wertete z. B. verschiedene Fallbeschreibungen aus, die aus seiner Tätigkeit an der »Child Guidance Clinic« hervorgegangen waren, was zu seiner ersten empirischen Untersuchung über 44 Jugendliche, die wegen Diebstählen auffällig geworden waren, führte. Dabei erkannte er, dass einige der Jugendlichen, die frühzeitig eine Trennung von der Mutter oder Ablehnung erfahren hatten, emotionslos waren. (vgl. Bretherton, I. 2002, 29) Bowlby erkannte auch durch seine klinische Praxis, dass Trennungen unmittelbare schwerwiegende Folgen für Kinder hatten und dass einige psychopathologische Auffälligkeiten seiner Patienten in Zusammenhang mit einer fehlenden, ständig wechselnden Bezugsperson oder Gewalterfahrungen während der frühen Kindheit standen. (vgl. Zimmermann, P./Spangler, G./Schieche, M. u. a. 2002, 324–325) Unverzichtbare erste Erkenntnisse lieferten auch die Forschungsarbeiten von Renè Arpad Spitz, einem psychoanalytisch orientierten Kinderverhaltensforscher, der durch Direktbeobachtungen an Säuglingen, die sich ab dem 3. Lebensmonat in Kliniken und Heimen befanden, ein typisches Verhalten nach einer 3–5monatigen Trennung identifizierte und dokumentierte. Auch er konnte den Zusammenhang von mangelnder emotionaler Zuwendung und auffälligem Verhalten darstellen und somit die Konsequenzen emotionaler Vernachlässigung auf die Entwicklung von Kindern nachweisen. Das beobachtete Verhalten der Kinder wurde als Deprivations- oder Hospitalismussyndrom bezeichnet, welches nach der Definition von Spitz die Folge unzureichender Stimulation durch eine Bindungsperson darstellte. (vgl. Hellbrügge, T. 2003, 37–39) Dieses Syndrom beinhaltet Symptome, die bei völligem Mangel an emotionaler Zuwendung auftreten, was in den damaligen Heimen und Krankenhäusern üblich war. In schneller Abfolge traten bei diesen Kindern u. a. anhaltendes Schreien, Kontaktverweigerung, Gewichtsverlust und Schlafstörungen auf. Nach ca. 3 Monaten wurden sie passiv, die Motorik verlangsamte sich stark, der Gesichtausdruck war leer und manche zeigten stereotype Bewegungen. Bis zum Ende des 2. Lebensjahres waren ein extremes Absinken des Entwicklungsquotienten und eine hohe Sterblichkeit zu verzeichnen. (vgl. Maywald, J. 1997, 90–92 nach Spitz, R. 1976) Des Weiteren erkannte Spitz, dass nicht alle Kinder gleich schwer von sozialer Deprivation betroffen waren. Von 123 Kindern, die mit sechs bis acht Monaten von ihren Müttern getrennt wurden, zeigten nur 19 schwere Auffälligkeiten. (vgl. Hellbrügge, T. 2003, 46) Diese Forschungen legten allerdings ihren Fokus überwiegend auf Bindungslosigkeit, deren Auswirkungen beobachtet wurden, welche nicht vergleichbar sind mit unterschiedlichen Bindungsmustern. (vgl. Zimmermann, P./Spangler, G./Schieche, M. u. a. 2002, 325)

Wie bereits erwähnt, führten auch die Beobachtungen Anna Freuds in einem Kinderheim, an deren Dokumentation Robertson beteiligt war, zu der Erkenntnis, dass emotionale Zuwendung bedeutend für die Entwicklung von Kindern ist und dass der Mutter, auch wenn diese negatives Verhalten gegenüber dem Kind zeigt, hierbei ein besonderer Stellenwert zukommt. (vgl. Hellbrügge, T. 2003, 44–45) Neben Bowlby waren es also auch die Verdienste von Forschern, wie René A. Spitz und Anna Freud, die zum Erkennen der Bedeutung der frühen Mutter-Kind-Bindung führten. (vgl. ebd., 39)

Weitere Erkenntnisse brachten die Beobachtungen von Bowlby und Robertson. Beispielsweise kamen sie bei der Beobachtung von 54 Kindern, die zwischen 4 Monaten und 4 Jahre alt sowie langfristig bereits von der Mutter getrennt waren, zu dem Ergebnis, dass fast alle pathologische Auffälligkeiten zeigten, deren Intensität und Dauer allerdings sehr unterschiedlich waren. (vgl. ebd., 46)
Des Weiteren konnten typische Reaktionsphasen, die auf eine Trennung folgen, identifiziert werden.

1. Protest, der mit Verhaltensweisen wie z. B. Weinen, Nachlaufen einhergeht.
2. Verzweiflung, die sich durch den Wunsch nach der Mutter und/oder aggressives Verhalten sowie Zurückweisungen gegenüber anderen Pflegepersonen äußern kann.
3. Reorganisation bzw. Ablösung, d. h. die Kinder lassen sich allmählich auf neue Beziehungen ein.

Durch diese Beobachtungen wurden Gemeinsamkeiten in Bezug auf die Trauerreaktionen von Erwachsenen erkannt. (vgl. Bretherton, I. 2002, 34–38)

Entscheidende Erkenntnisse brachten die Studien von Ainsworth in Uganda und Baltimore. Die ugandischen Kinder waren zu Beginn der 9monatigen Studie zwischen 15 Monaten und 2 Jahren alt. Durch diese Beobachtungen wurden individuelle Unterschiede im Bindungsverhalten identifiziert und es erfolgte eine erste Klassifizierung in:

- sicher gebundene, die selten weinten,
- in unsicher gebundene, die viel schrieen und
- in noch nicht gebundene Kinder, die noch keine spezifischen Bindungsverhaltensweisen zeigten.

Gleichzeitig wurde die mütterliche Feinfühligkeit anhand einer Skala analysiert, deren Grundlage gewonnene Interviewdaten waren. Die Auswertung dieser Studie brachte Hinweise auf den Zusammenhang zwischen mütterlicher Feinfühligkeit und kindlichen Bindungsverhaltensweisen, z. B. waren die Kinder überwiegend sicher gebunden, deren Mütter umfassendes Wissen über sie hatten und deshalb auch

kleine Abweichungen im Verhalten ihres Kindes wahrnahmen sowie viele spontane Ereignisse eingehend beschreiben konnten. Des Weiteren wurde auch ein Zusammenhang zwischen dem Ausmaß an engem Körperkontakt und dem unterschiedlichen kindlichen Bindungsverhalten erkannt. Die Baltimore-Studie, welche nach den ersten öffentlichen Darstellungen der Bindungstheorie erfolgte, war eine umfassende Beobachtung von Mutter-Kind-Paaren unter Alltagsbedingungen. Im Abstand von 3-4 Wochen wurden von Geburt an mehrstündige Beobachtungen durchgeführt. Ein weiterer Bestandteil dieses Projektes war die Anwendung der »Fremde Situation« als die Kinder 1 Jahr waren, um den Zusammenhang von Bindungs- und Explorationsverhalten zu erforschen. Die Ergebnisse bewiesen, dass Kinder in Anwesenheit der Mutter deutlich mehr Erkundungsverhalten zeigten als in deren Abwesenheit oder in Anwesenheit einer fremden Person. Gleichzeitig konnten verschiedene Verhaltensweisen der Kinder bei der Rückkehr der Mutter identifiziert werden. Manche der Kinder zeigten Verärgerung, welche sich durch Schreien, Strampeln oder Schlagen zeigte, obwohl sie den Kontakt zur Mutter suchten. Andere vermieden die Mutter, obwohl sie während der Trennung nach ihr suchten und wieder andere suchten nach der Wiedervereinigung die Nähe der Mutter und traten in eine lebhafte Interaktion mit ihr. Diese Befunde der »Fremde Situation« wurden mit den Beobachtungen in der häuslichen Umgebung verglichen und führten zu der Erkenntnis, dass sich eine optimale Beziehung im Alltag auch im Verhalten in einer Belastungssituation zeigt und dass das elterliche Verhalten die Qualität der Bindung beeinflusst.
Die in der »Fremde Situation« entdeckten Verhaltensweisen wurden daraufhin in einem Klassifikationssystem der Bindungsqualität geordnet. (vgl. ebd., 38-42) Des Weiteren wurde bei dem Vergleich der ugandischen Stichprobe mit der aus Baltimore erkennbar, dass das Bindungsverhalten und die Phasen der Bindungsentwicklung übereinstimmten, trotz insbesondere kultureller Unterschiede. (vgl. Fremmer-Bombik, E./Grossmann, K. E. 1993, 86)

Nach moderneren Erkenntnissen der Bindungsforschung äußern sich die unterschiedlichen Bindungsqualitäten bzw. inneren Arbeitsmodelle, abhängig vom Alter, unterschiedlich, z. B. setzten Kleinkinder ihr Arbeitsmodell direkt in Verhalten um, 6-jährige verschlüsseln es im Dialog mit der Bindungsfigur und Erwachsene zeigen das Bindungsmodell anhand der Art und Weise, wie sie über bindungsrelevante Themen sprechen. (vgl. Fremmer-Bombik, E. 2002, 113) Es zeigte sich, dass die Arbeitsmodelle die Reaktionen, Erwartungen und das Verhalten in der Interaktion mit Bindungspersonen sowie auch den Zugang zu Erinnerungen und Emotionen steuern. (vgl. Zimmermann, P. 2002, 218 nach Sroufe, L. A./Fleeson, J. 1986; nach Main, M./Kaplan, N./Cassidy, J. 1985)

Das **sichere Bindungsmodell** zeigt sich bei 1-jährigen Kindern in dem Vertrauen auf die Verfügbarkeit der Bindungsperson, die während der Erkundung als sichere Basis fungiert. Ist die Bindungsperson abwesend treten Verunsicherungsreaktionen erst nach längerer Dauer auf. Nach der Rückkehr der Bindungsperson wird umgehend und eindeutig Trost bei ihr gesucht, wobei die Beruhigung wirksam und schnell erfolgt, was erneutes Erkundungsverhalten hervorruft. (vgl. Fremmer-Bombik, E. 2002, 113-114)

Bei 6-jährigen Kindern mit diesem Modell zeigt sich „[...] nach einer einstündigen anstrengenden Trennung eine entspannte Offenheit gegenüber der Bindungsfigur. Das Kind beginnt einen freien flüssigen Dialog, mit der zurückkehrenden Bindungsfigur, d. h. beide Partner sind aktiv am Dialog beteiligt und es werden nur sehr wenige ja-nein-Fragen oder rhetorische Fragen gestellt. Der Aktionsradius dieses Kindes ist nicht eingeschränkt und die Stimmung entspannt." (Fremmer-Bombik, E. 2002, 114 nach Main, M./Kaplan, N./Cassidy, J. 1985)

Bei Jugendlichen und Erwachsenen wird für dieses Modell die Bezeichnung sicher-autonom verwendet. Bindungen besitzen für autonom gebundene Personen einen hohen Stellenwert, Bindungserfahrungen werden als bedeutsam für die Entwicklung eingeschätzt und es existiert ein guter Zugang zu den eigenen Emotionen. Sie können objektiv und kohärent über bestimmte Bindungen berichten. Diese Menschen sind wenig misstrauisch und feindselig sowie fähig sich selbst zu helfen oder auch Hilfe bei anderen zu suchen. (vgl. Fremmer-Bombik, E. 2002, 114; 118) Dieses Modell ist das Resultat einer sicheren Bindung in der Kindheit oder „[...] einer tiefgreifenden Verarbeitung negativer Kindheitserlebnisse." (ebd., 114)

Beim **unsicher-ambivalenten Modell** wurde die Unberechenbarkeit der Verfügbarkeit und der Reaktionen der Bindungsfigur verinnerlicht. Unsicher-ambivalent gebundene Kleinkinder werden in der »Fremde Situation« bereits durch die Umgebung und die fremde Person trotz der Anwesenheit der Bindungsfigur stark beunruhigt. Das Bindungssystem ist chronisch aktiv, weshalb die Nähe der Bindungsperson schon vor der Trennung gesucht wird, was das Erkundungsverhalten stark einschränkt. Durch die Trennung werden diese Kinder in ihren Erwartungen über die Nichtverfügbarkeit bestärkt und es folgt eine starke Belastung. Bei der Rückkehr der Bindungsfigur wird deren Nähe gesucht und gleichzeitig Wut und Verärgerung ausgedrückt. (vgl. ebd., 114) 6-jährige unsicher-ambivalent gebundene Kinder zeigen noch kleinkindhaftes und sehr anhängliches Verhalten mit übertriebenen Interaktions- und Fürsorgewünschen. Eine einstündige Trennung stellt für

sie eine starke Bedrohung dar. Ihr Spielverhalten ist stark eingeschränkt und die Stimmung während der Interaktion zwischen Kind und Bindungsperson ist meist „[...] wechselhaft, mal fröhlich, mal abwertend oder irritiert.“ (Grossmann, K. 2002, 192)
Bei Erwachsenen wird dieses Modell als unsicher-verstrickt bezeichnet. Sie können nicht kohärent über bindungsrelevante Themen berichten, was sich durch übermäßig ausgeschmückte Schilderungen, Verwirrtheit, Widersprüchlichkeit und eine geringe Objektivität zeigt. (vgl. Fremmer-Bombik, E. 2002, 114–115; vgl. Zimmermann, P. 2002, 211) „Sie sind in ihren frühen Bindungserfahrungen gefangen, dabei aber passiv, ängstlich oder auch ärgerlich gegenüber den Bindungspersonen. Sie sind besonders schlecht in der Lage unterschiedliche Gefühle zu integrieren und sind sich der Inkohärenzen in ihren Angaben nicht bewusst.“ (Fremmer-Bombik, E. 2002, 115)

Das **unsicher-vermeidende Bindungsmodell** zeigt sich bei Kleinkindern in der »Fremde Situation« durch eine scheinbare Nichtbeunruhigung, Vermeidung der Nähe zur zurückkehrenden Bindungsfigur und ein ständiges Explorationsverhalten. Aufgrund wiederholter Zurückweisungen durch die Bindungsfigur versuchen diese Kinder erneute Zurückweisungen zu verhindern, indem sie weder ihre Verunsicherung zeigen noch die Nähe zur Bindungsfigur suchen. Sie haben sich den Reaktionsbereitschaften der Bindungsperson angepasst. Bei diesen Kindern konnte nachgewiesen werden, dass die Herzfrequenz konstant hoch bleibt, obwohl sie ihre Aufmerksamkeit scheinbar vollkommen auf ein Objekt, z. B. ein Spielzeug lenken, was normalerweise ein Absinken der Herzrate nach sich zieht. Damit wurde der Beweis erbracht, dass die scheinbar unbeeindruckten Kinder einer Belastung ausgesetzt sind. (vgl. Main, M. 2002, 123; 138 nach Spangler, G./Grossmann, K. E. 1993) 6-jährige Kinder mit diesem Bindungsmodell sprechen mit ihrer Bindungsperson distanziert, aber höflich. Die Dialoge sind nicht flüssig, Antworten beinhalten nur das Notwendigste und werden sehr kurz gehalten. Absicht dabei ist es so wenig wie möglich zu offenbaren, um eine Abwertung zu verhindern.
Erwachsene mit diesem Modell werden als unsicher-distanziert klassifiziert. Sie erscheinen beziehungsrelevanten Themen gegenüber sehr distanziert und sehen sich selbst als unabhängige starke Personen für die Bindungen und Nähe relativ bedeutungslos sind. Sie verfügen kaum über Erinnerungen aus ihrer Kindheit zu dieser Thematik und können ihre Emotionen, wenn sie sich an Ereignisse erinnern, nicht nachvollziehen. In der Regel idealisieren sie ihre Bindungspersonen ohne dies mit Beispielen belegen zu können und erkennen bei Erzählungen, die Zurückweisungen durch die Bindungspersonen beinhalten, die immanenten Widersprüche nicht. (vgl. Fremmer-Bombik, E. 2002, 115–116)

Das **desorganisierte Bindungsmodell** ist noch vergleichsweise wenig erforscht. Dieses Modell wird nicht als eigenständige Form der Verhaltensorganisation betrachtet, sondern als kurzzeitiger Zusammenbruch des organisierten Bindungsverhaltens, z. B. zeigten einige Kinder in den verschiedenen Studien Verhaltensweisen, die dem sicheren, aber gleichzeitig auch beiden unsicheren Bindungsmodellen zuordenbar waren. „Formell gesehen ist es der Zusammenbruch von Aufmerksamkeits- und Verhaltensstrategien bei Kindern, die durch ihre (verängstigenden oder verängstigten) Bindungsfiguren selbst verunsichert werden, und deshalb keine Handlungen oder Verhaltensstrategien zur Verfügung haben." (Main, M. 2002, 127) Bei Kleinkindern kann sich dieses Muster in der »Fremde Situation« oder auch in der »Clown Situation« dadurch äußern, dass sie trotz Anwesenheit der Bindungsperson z. B. in ihren Bewegungen erstarren und wie in Trance erscheinen, bei Annäherung der fremden Person stereotyp zu schaukeln beginnen, sich von der Bindungsperson entfernen obwohl sie Angst vor der fremden Person haben und ihren Kopf gegen Wände lehnen. Während der Trennung von der Bindungsperson schreien und suchen einige Kinder nach der Bindungsfigur wenden sich aber nach ihrer Rückkehr still ab oder laufen auf sie zu und sinken plötzlich in sich zusammen. Diese Kinder können in Belastungssituationen ihre Angst nicht unterdrücken, sie möchten sich an ihre Bindungsperson wenden, erleben diese aber gleichzeitig als bedrohlich und wollen sie meiden. Für dieses Dilemma kennen Kinder keine Lösungsmöglichkeiten und es können sich desorganisierte Verhaltensweisen zeigen. Gründe für die Entstehung dieses Modells werden u. a. im Vorhandensein von unverarbeiteten traumatischen Erfahrungen bei der Bindungsperson vermutet, die deren Fürsorgesystem, insbesondere die Feinfühligkeit behindern und in der Misshandlung und/oder Vernachlässigung von Kindern. (vgl. Main, M. 2002, 126–128; vgl. Fremmer-Bombik, E. 2002, 117; vgl. Zimmermann, P./Spangler, G./Schieche, M. u. a. 2002, 315; vgl. Brisch, K. H. 2000, 93). Der Zusammenhang zwischen unverarbeiteten Traumata bei der Bindungsperson und der Desorganisation des Bindungsmodells bei Kleinkindern konnte mehrfach belegt werden. (vgl. Fremmer-Bombik, E. 2002, 117 nach Ainsworth, M./Eichberg, C. G. 1991; vgl. Main, M. 2002, 129; 133) In Studien mit misshandelten Kindern wurde die Desorganisation des Bindungsverhaltens in bis zu 80% festgestellt. (vgl. Main, M. 2002, 129) Ebenfalls zeigte ein Großteil vernachlässigter Kinder dieses Bindungsmuster. (vgl. Zimmermann, P./Spangler, G./Schieche, M. u. a. 2002, 315) Des Weiteren wurde auch nachgewiesen, dass Drohungen und beängstigende Verhaltensweisen der Bindungspersonen das desorganisierte Bindungsmuster hervorrufen können. (vgl. Brisch, K. H. 2000, 93 nach Hesse, E./Main, M 1999) Erkenntnisse diesbezüglich werden im Abschnitt 3.3 wiedergegeben. Kinder mit diesem Modell benötigen wesentlich mehr Zeit ein Arbeitsmodell mit einer erkennbaren Strategie zu entwickeln. Meist erfolgt nach einiger Zeit die Entwicklung einer kontrollierenden Strategie, die mit einer Rollenumkehr vergleichbar ist. 6-jährige Kinder zeigen nach einer Trennung entweder ein überfürsorgliches Verhalten gegenüber der Bindungsperson oder ein bestrafendes Verhalten, was sich z. B. durch Beschimpfungen und Schläge äußern kann. Beabsichtigt wird hierbei die Kontrolle zu behalten.

Im Dialog mit der Bindungsperson ist die Kommunikation sehr stockend, wobei das Kind wieder die Kontrolle übernimmt. (vgl. Main, M. 2002, 134)

Erwachsene mit diesem Modell erscheinen bei Erzählungen über bindungsbezogene Themen wie Tod, Trennung, Missbrauch oder Misshandlung gedanklich und verbal irrational und inkohärent. Dieses Modell wird als unverarbeitet-traumatisiert klassifiziert. Die Erzählungen über Kindheitserinnerungen, welche bindungsrelevante, aber nicht die zuvor genannten Themen beinhalten, sind immer auch einem der anderen Bindungsmodelle zuordenbar. (vgl. Fremmer-Bombik, E. 2002, 116-117)

In Bezug auf die Verteilung der Bindungsmuster zeigt sich weltweit, dass in Populationen ohne Risiken das sichere Bindungsmuster meist überwiegt, „[...] eine beachtliche Minderheit als unsicher-vermeidend gebunden [...]", ein geringer Anteil als unsicher-ambivalent gebunden und ein kleiner, aber beachtenswerter Anteil als desorganisiert gilt. (Main. M. 2002, 124; vgl. Schleiffer, R. 2001, 47-48) Insgesamt wurde in verschiedenen Studien festgestellt, dass ein unsicheres Bindungsmuster häufiger bei Vernachlässigung und/oder Misshandlung zu finden ist, vor allem die desorganisierte Bindung steht hier im Vordergrund. (vgl. Brisch, K. H. 2000, 93)

Des Weiteren sind Erkenntnisse der modernen Bindungsforschung besonders erwähnenswert, die in Zusammenhang mit Klaus und Karin Grossmann stehen. Bis zum gegenwärtigen Zeitpunkt wurden ca. 300 Kinder und deren Familien längsschnittlich untersucht. Die gewonnenen Test- und Beobachtungsdaten reichen von der frühen Kindheit bis in vielen Fällen zur Volljährigkeit. (vgl. Spangler, G./Grossmann, K. 2002, 62)

Die bereits erwähnte Bielefelder Längsschnittstudie, die das Ziel verfolgte die Entwicklung individueller Unterschiede in der Qualität der Bindung und die zugrunde liegenden Ursachen zu erforschen, führte u. a. zur Bestätigung des Zusammenhanges von elterlicher Feinfühligkeit und einer sicheren Bindung beim Kind. (vgl. ebd., 55-56) So zeigte sich z. B. bei sicher gebundenen 2-jährigen, dass deren Eltern kooperativ Hilfe gewährten, aber erst wenn diese notwendig war, d. h. sie unter-

stützten die Autonomiebestrebungen ihrer Kinder. Gleichzeitig waren sie bereit Zärtlichkeiten zu geben, wenn diese vom Kind verlangt wurde. Eltern unsicher gebundener Kinder waren vorwiegend ungeduldig, streng und mischten sich viel ein. (vgl. Fremmer-Bombik, E./Grossmann, K. E. 1993, 98)
Ähnliche Ergebnisse erzielten auch weitere Studien, z. B. in Regensburg oder eine umfangreiche Längsschnittstudie, die sog. Minnesota-Studie, die an benachteiligten Mutter-Kind-Paaren durchgeführt wurde und ebenfalls „[…] den Zusammenhang zwischen der Qualität des elterlichen Verhaltens und den individuellen Unterschieden in der Bindungsqualität […].“ belegt. (Bretherton, I. 2002, 43)
Es wurde des Weiteren in Studien festgestellt, dass auch ein Zusammenhang zwischen der unsicheren Bindungsqualität bzw. der späteren unsicheren Bindungsrepräsentation und bestimmten Risikofaktoren, z. B. disharmonische Ehe oder Trennung der Eltern, schwere physische oder psychische Erkrankungen der Eltern und Verlust eines Elternteils gegeben war. (vgl. Zimmermann, P. 2002, 212; 218)

Gleichzeitig gelang es Unterschiede in der Bindungsqualität durch die unterschiedliche Orientierungsfähigkeit bzw. die Unterschiede in der Aufmerksamkeitsregulation von Neugeborenen vorherzusagen. Aus diesem Befund resultierte die Erkenntnis, dass die Bindungsentwicklung nicht vollkommen losgelöst von der Wechselwirkung des kindlichen und des elterlichen Verhaltens zu betrachten ist. (vgl. Spangler, G./Grossmann, K. 2002, 55–57; vgl. Spangler, G. 2002, 181–183) Der Einfluss kindlicher Dispositionen kann z. B. bei besonders ungünstigem Temperament, d. h. bei geringer Orientierungsfähigkeit und hoher Erregbarkeit dazu führen, dass trotz einer dem Durchschnitt entsprechenden mütterlichen Feinfühligkeit keine sichere Bindung aufgebaut werden kann. (vgl. Spangler, G./ Grossmann, K. 2002, 57 nach Fremmer-Bombik, E. 1992) Auch dieses Ergebnis wurde durch weitere Studien, u. a. in Regensburg bestätigt. (vgl. Spangler, G./Grossmann, K. 2002, 57)
Die Befunde verschiedener Studien zeigen allerdings, dass der Einfluss individueller Dispositionen auf die Bindungsentwicklung dann von Bedeutung ist, wenn diese in massiver Ausprägung vorhanden und/oder durch andere ungünstige soziale Entwicklungsbedingungen, wie z. B. ein geringes soziales Netzwerk der Mutter unterstützt werden. (vgl. Spangler, G. 2002, 179–181)

Weitere Untersuchungen hatten die Absicht die Konsequenzen der unterschiedlichen Bindungsqualitäten zu erforschen. Im Alter von 2 Jahren wurden die Kinder beim Spiel mit den Eltern in häuslicher Umgebung untersucht und einem Entwicklungstest unterzogen, dabei deutete sich an, dass die Bindungsbeziehung keinen direkten Einfluss auf die kognitive Entwicklung zu haben scheint. (vgl. Spangler, G./Grossmann, K.

2002, 57–58 nach Grossmann, K. E./Grossmann, K. 1986; vgl. Grossmann, K. 2002, 196 nach Lütkenhaus, P./Grossmann, K. E./Grossmann, K. 1985 b) Allerdings waren Unterschiede im motivationalen Bereich zu verzeichnen, z. B. verfügten sicher gebundene Kinder innerhalb eines Wettbewerbes über eine günstigere Anstrengungsregulation, d. h. sie bewältigten das Verlieren besser und bemühten sich bei einer Wiederholung mehr. Des Weiteren zeigten sicher gebundene Kinder ihrem Spielpartner ihre Traurigkeit über die Niederlage, die unsicher gebundenen Kinder hingegen wendeten ihr Gesicht ab. (vgl. Spangler, G./Grossmann, K. 2002, 58; vgl. Grossmann, K. 2002, 196 nach Lütkenhaus, P./Grossmann, K. E./Grossmann, K. 1985 b) Weitere Studien ergaben, dass bei sicher gebundenen Kindern die Konzentration im Spiel höher und die sozialen Kompetenzen ausgeprägter waren, z. B. konnten im 2. Lebensjahr mehr emphatische Reaktionen verzeichnet werden. Im Kindergarten fielen sie weniger durch Aggressivität auf, verfügten über effektivere Konfliktlösungsstrategien und ihre soziale Wahrnehmung war positiver, d. h. sie nahmen Situationen weniger misstrauisch oder feindselig wahr. (vgl. Spangler, G./Grossmann, K. 2002, 58 nach Fremmer-Bombik, E./Grossmann, K. E. 1991; nach Suess, G./Grossmann, K. E./Sroufe, L. A. 1992) Ebenfalls wurde erkennbar, dass sicher gebundene Kinder in Anforderungssituationen weniger Belastung und ausweichendes Verhalten zeigten. (vgl. Schildbach, B./Loher, I./Riedinger, N. 2002, 257–259) Diese Kinder holten sich eher die Hilfe der Bindungsperson, die dann eine angemessene Reaktion zeigte, indem sie nur die unbedingt notwendige Hilfe leistete. (vgl. Fremmer-Bombik, E./Grossmann, K. E. 1993, 98)

Von Betreuungspersonen im Kindergarten wurden sicher gebundene Kinder eher als unauffällig und kooperativer eingeschätzt. Die unsicher gebundenen Kinder wurden vermehrt als extrem „[...] anhänglich und aufmerksamkeitsfordernd [...] oder aggressiv und inkooperativ [...]“ beschrieben. (Fremmer-Bombik, E./Grossmann, K. E. 1993, 98)

Des Weiteren wurde u. a. in Trennungsangst-Tests nachgewiesen, dass sicher zur Mutter oder zum Vater gebundene Vorschulkinder zuversichtlich in Bezug auf die Rückkehr oder auf andere Hilfe waren. Durch Kinderzeichnungen von ihren Familien konnte gezeigt werden, dass bei mindestens einer sicheren Bindung die Wahrnehmung der Umwelt weniger selektiv, offener und realistischer ist. (vgl. Grossmann, K. 2002, 200–201) Bei sicher gebundenen Schulkindern zeigte sich, dass sie bei Kummer oder Angst Unterstützung bei den Bindungspersonen suchten, ihre Emotionen deutlich ausdrücken konnten sowie über ein flüssiges und offenes Antwortverhalten verfügten. (vgl. Zimmermann, P. 2002, 205) Weiterhin konnten Unterschiede in der Interaktion mit Lehrern nachgewiesen werden, die keine Informationen über die Bindungsmuster hatten. Unsicher-vermeidend gebundene Kinder erfuhren vermehrt Zurückweisungen von den Lehrern, unsicher-ambivalent gebundene Kinder wurden überwiegend als hilflos eingeschätzt und darauf entsprechend reagiert. Der Umgang der Lehrer mit sicher gebundenen Kindern war weitestgehend angemessen. Gleichzeitig konnte festgestellt werden, dass unsicher-vermeidend gebundene Kinder in Konfliktsituationen mit Gleichaltrigen meist die Täterrolle übernahmen, die unsicher-ambivalent gebundenen Kinder hingegen befanden sich oft in der Opferrolle. (vgl. Main, M. 2002, 124–125 nach Sroufe, L. A./Fleeson, J. 1986)

Weiterhin wurde insbesondere bei Schulkindern, die als desorganisiert eingestuft worden waren, vermehrt ein geringer Selbstwert und mangelndes Selbstvertrauen beobachtet. Es wurde auch festgestellt, dass sie Unsicherheiten in der Interaktion mit Lehrern und Gleichaltrigen aufwiesen. (vgl. Main, M. 2002, 135–136)

Weitere Untersuchungen ergaben, dass insbesondere sicher gebundene Schulkinder eher über ein stabiles Freundschaftsnetz und einen »besten Freund« verfügten sowie weniger Probleme mit Gleichaltrigen hatten. (vgl. Zimmermann, P. 2002, 205)

Für das Jugendalter, ca. ab dem 12. Lebensjahr konnte nachgewiesen werden, dass Jugendliche ein gleich bleibend hohes Maß an Ich-Stärke zeigten, d. h. negative Erfahrungen erschütterten nicht umfassend ihre Wahrnehmung und Bewertung von sich selbst und ihrer Umwelt, wenn sie während ihrer Jugendzeit überwiegend Unterstützung bei den Eltern bzw. den Hauptbindungspersonen suchten. Bei Jugendlichen, die im Verlauf ihrer Jugend zunehmend Unterstützung bei den Hauptbindungspersonen suchten, war einen Anstieg der Ich-Stärke feststellbar. (vgl. Zimmermann, P. 2002, 207 nach Fend, H. 1990)

Insgesamt stellten verschiedene Studien fest, das Jugendliche und junge Erwachsene mit einem sicher-autonomen Bindungsmodell über mehr soziale Kompetenzen verfügen, weniger vermeidende Bewältigungsstrategien aufweisen und weniger ängstlich, feindselig sowie hilflos waren.

Andere Untersuchungen konnten einen Zusammenhang zwischen unsicheren Bindungsmodellen bei Jugendlichen und dem Auftreten depressiver Tendenzen nachweisen. (vgl. Zimmermann, P. 2002, 209) Zudem konnte bei desorganisiert gebundenen 7-jährigen für das Jugendalter Defizite im formalen Denken, d. h. Probleme in der Abstraktionsfähigkeit, im Strukturieren von Aufgaben und im Erkennen von komplexen Zusammenhängen vorhergesagt werden, was im Zusammenhang mit Ängsten gesehen wird. (vgl. Main, M. 2002, 135)

In Bezug auf Freundschafts- und Liebesbeziehungen im Jugendalter konnte gezeigt werden, dass eine sichere Bindungsrepräsentation über-

wiegend mit einem festen, von regelmäßigen Kontakten und gegenseitiger Akzeptanz sowie subjektiv erlebten Wohlbefinden gekennzeichneten Freundschaftsnetz einherging. Vertrauen und gegenseitiger Unterstützung innerhalb der Freundschaftsbeziehung wurde eine hohe Bedeutung beigemessen und diese Vorstellung auch umgesetzt. Meinungsverschiedenheiten wurden eher zufrieden stellend für alle Beteiligten gelöst und die Freundschaftsbeziehungen aufrechterhalten. Liebesbeziehungen von sicher-autonom gebundenen Jugendlichen waren überwiegend durch emotionale Offenheit und Unterstützung geprägt. (vgl. Zimmermann, P. 2002, 227-229)
Unsicher-distanziert gebundene Jugendliche hatten überwiegend One-night-stands und orientierten sich am eigenen Nutzen. (vgl. Schleiffer, R. 2001, 64)
Einige Studien konnten das vermehrte Auftreten von unsicheren Bindungsrepräsentationen bei gewalttätigen, misshandelnden oder kriminellen Personen feststellen. (vgl. Main, M. 2006, 209 nach Hesse, E. 1999b)
Weitere Studien ergaben, dass sicher gebundene Kinder und autonom gebundene Erwachsene allgemein widerstands- und anpassungsfähiger sind. (vgl. Fremmer-Bombik, E. 2002, 118) Des Weiteren konnte festgestellt werden, dass sicher-autonom gebundene Erwachsene eher über eine Partnerschaft verfügten, die stabil und von gegenseitiger Wertschätzung sowie Empathie getragen war. Bei eigener Elternschaft hatten sie eher die Fähigkeit feinfühlig auf das Verhalten des Kindes zu reagieren. (vgl. Brisch, K. H. 2003, 105-107)
Es ist im Zusammenhang mit den Konsequenzen der unterschiedlichen Bindungsmodelle darauf hinzuweisen, dass es sich nicht um psychische Erkrankungen handelt, sondern um verschiedene Grade der Anpassung, die aber das Risiko eines psychopathologischen Entwicklungsverlaufs beinhalten. (vgl. Zimmermann, P./Spangler, G./Schieche, M. u. a. 2002, 327) Einige Studien ergaben, dass in klinischen Stichproben, d. h. bei Personen mit psychischen Erkrankungen bei denen organische Störungen ausgeschlossen waren überwiegend unsichere, insbesondere desorganisierte Bindungsmodelle auftraten. (vgl. Main, M. 2006, 209 nach van Ijzendoorn, M. H./Bakermans-Kranenburg, M. J. 1996) Es ist also davon auszugehen, dass der Übergang von normaler Anpassung, welche bei den unsicheren Bindungsrepräsentationen auch schon grenzwertig ist, zu psychopathologischen Bindungsmustern und Auffälligkeiten fließend ist. (vgl. Brisch, K. H. 2000, 95)
In Bezug auf die Entwicklung von Psychopathologien wird gesondert im Abschnitt 3.3 eingegangen.

Des Weiteren erfolgten Untersuchungen, um die Kontinuität von Bindungsmustern festzustellen. Einige Studien konnten eine 80-96 %ige

Stabilität der Bindungsmuster für den Alterszeitraum von 12–18 Monaten belegen. Andere Studien zeigten allerdings auch, dass innerhalb dieses Zeitraumes ein Wechsel der Bindungsmuster bei veränderten Umweltbedingungen stattfinden konnte. (vgl. Zimmermann, P./Spangler, G./Schieche, M. 2002, 317)
Unter Anwendung des Trennungsangst-Tests (SAT) wurden Kinder, deren Bindungsqualität im 1. Lebensjahr klassifiziert worden war, im Alter von 6 Jahren erneut untersucht. Die sicher gebundenen Kinder zeigten bei den vorgelegten Bildern mit Trennungsszenen emotionale Betroffenheit und gleichzeitig waren sie zuversichtlich in Bezug auf die Rückkehr oder auf andere Hilfemöglichkeiten. Unsicher gebundene Kinder wurden von ihren Emotionen überwältigt, was eine Lösungsfindung unmöglich machte oder sie verleugneten ihre negativen Emotionen. (vgl. Spangler, G./Grossmann, K. 2002, 59 nach Grossmann, K. E./Grossmann, K. 1994) Bei einem Anteil von über 80 % konnte eine Stabilität des Bindungsmusters festgestellt werden. (vgl. Grossmann, K. 2002, 193 nach Wartner, U. G./Grossmann, K./Fremmer-Bombik, E. u. a. 1994)
Andere Studien ergaben, dass Kinder mit 6 Jahren, die im Kleinkindalter als desorganisiert klassifiziert worden waren im Trennungsangst-Test mit katastrophenähnlichen Phantasien ohne Lösungsvorschläge reagierten und dass auch hier bei einem Großteil eine das Vorschulalter überdauernde Stabilität gegeben war. (vgl. Main, M. 2002, 133–134; vgl. Grossmann, K. 2002, 193)
Auch Studien an 10-jährigen, die im 1. Lebensjahr klassifiziert wurden, ergaben eine Kontinuität in Bezug auf die Unterstützungssuche bei den Bindungspersonen. (vgl. Zimmermann, P. 2002, 205; vgl. Zimmermann, P./Spangler, G./Schieche, M. u. a. 2002, 318)
Studien, welche die Stabilität von der frühen Kindheit bis zum Jugendalter überprüften, konnten bisher eine Kontinuität über diesen Zeitraum nicht eindeutig nachweisen, d. h. z. B. dass ein unsicher-vermeidendes Bindungsmuster in der Kindheit nicht zwingend zu einer unsicher-distanzierten Bindungsrepräsentation im Jugendalter führt oder dass eine sichere Bindung durch hinzutretende Risikofaktoren zu einem unsicheren Bindungsmodell umgewandelt werden kann. Allerdings konnte ein Zusammenhang zwischen der Bindungsrepräsentation im Alter von 10 Jahren und dem Jugendalter identifiziert werden. Je weniger unterstützend ein 10-jähriges Kind die Mutter oder den Vater erlebte, umso eher entwickelte es im Jugendalter eine unsichere Bindungsrepräsentation. Zurückweisungen durch beide Elternteile führten fast immer zu einer unsicheren Bindungsrepräsentation des Jugendlichen. (vgl. Zimmermann, P. 2002, 212–214) Insgesamt ergaben die Ergebnisse der Studien eine hohe Kontinuität bei gleich bleibenden Umweltbedingungen,

konnten aber auch zeigen, dass eine Änderung der Bindungsmuster bis in die Jugendzeit möglich ist. (vgl. Zimmermann, P. 2002, 216–218)
Zeitgleich mit den Studien zur Kontinuität wurden auch Untersuchungen zur generationsübergreifenden Weitergabe bzw. transgenerationalen Transmission von Bindungsmustern durchgeführt. Es wurden Erwachsenenbindungsinterviews (AAI) durchgeführt, um die elterlichen Bindungsrepräsentationen zu erfassen und diese mit den Bindungsmustern der Kinder zu vergleichen. Die Ergebnisse der Studien zeigten, dass über die Bindungsrepräsentation der Mutter die Bindungsqualität des Kindes vorhergesagt werden konnte und dass die Vermittlung überwiegend über den Grad der Feinfühligkeit geschah. (vgl. Spangler, G./Grossmann, K. 2002, 60 nach Fremmer-Bombik, E. 1987; nach Grossmann, K./Fremmer-Bombik, E./Rudolph, J. u. a. 1988; nach van Ijzendoorn, M. H. 1995)
Verschiedene Untersuchungen bezogen auch die väterlichen Bindungsrepräsentationen mit ein, dabei wurde eine generationsübergreifende Weitergabe von Seiten der Mütter zwischen 75 % bis 82 % und für Väter von 60 % bis 68 % festgestellt. (vgl. Fremmer-Bombik, E. 2002, 117 nach Main, M./Kaplan, N./Cassidy, J. 1985; nach Schwarz, G. 1990; nach Fonagy, P./Steele, H./Steele, M. 1991; nach van Ijzendoorn, M. H. 1995)
Diese Daten lassen gleichzeitig auch erkennen, dass hierbei keine linearen Zusammenhänge gegeben sind, was auf den Einfluss von anderen Faktoren schließen lässt. (vgl. Dornes, M. 1997, 238)
Bei unsicher gebundenen Kindern, die misshandelt und/oder vernachlässigt wurden, zeigte eine Studie, dass die Bindungspersonen in bis zu 90 % eine unsichere Bindungsrepräsentation aufwiesen. (vgl. Brisch, K. H. 2000, 93 nach Crittenden, P. M./Partridte, M. F./Claussen, A. H. 1991)
Weitere Studien überprüften die generationsübergreifende Weitergabe der elterlichen Bindungsrepräsentationen an Jugendlichen. Dabei zeigte sich, dass sicher-autonom gebundene Eltern meist sicher-autonom gebundene jugendliche Kinder hatten. Es wurde bei diesen Studien auch deutlich, dass bei vorhandenen Risikofaktoren überwiegend eine sicher-autonome Bindungsrepräsentation beim Jugendlichen bestand, wenn die Mutter über ein sicher-autonomes Bindungsmodell verfügte. (vgl. Zimmermann, P. 2002, 212–215)

Der Nachweis, dass Bindung ein biologisch fundierter Prozess ist, konnte anhand physiologischer Reaktionen erbracht werden. Bei Kindern, die einer Trennung von ihrer Bezugsperson ausgesetzt waren, wurde immer eine erhöhte Herzfrequenz gemessen. Die biologische Unangemessenheit einer unsicheren Bindung zeigte sich durch eine zusätzliche starke Erhöhung des Cortisolspiegels bzw. eine erhöhte Nebennierenrindenaktivität, was aufgrund ethologischer Forschungsergebnisse vor allem das Resultat unangemessener oder nicht verfügbarer Verhaltenstrategien zur Bewältigung ist. (vgl. Spangler, G./Grossmann, K. 2002, 61–62 nach Spangler, G./Grossmann, K. E. 1993; nach Levine, S./Wiener, S. G./Coe, C. L. u. a. 1987) Bei desorganisiert gebundenen Kindern war der Anstieg des Cortisols am höchsten. (vgl. Main, M. 2002, 139) Auch bei vermeidend gebundenen Kindern konnte ein starker Anstieg des Cortisolspiegels gemessen werden. Besonders augenfällig war, dass diese physiologische Reaktion auch nach der Rückkehr der Bindungsperson bei den unsicher gebundenen Kindern sehr lange anhielt. (vgl. Fremmer-Bombik, E./Grossmann, K. E. 1993, 91)

Des Weiteren wurde durch die »Fremde Situation« in mehreren Studien der Nachweis erbracht, dass Kinder oft gegenüber Vater und Mutter unterschiedliche Reaktionen zeigen, d. h. z. B. konnte ein Kind sicher zum Vater und unsicher–vermeidend zur Mutter gebunden sein, was einen weiteren Hinweis auf die Entwicklung von Bindungsmustern, aufgrund der Interaktionserfahrungen mit der jeweiligen Bindungsperson, darstellt. Ein Zusammenhang zwischen der Bindung zur Mutter und der Bindung zum Vater konnte bisher nicht gefunden werden. (vgl. Main, M. 2002, 124) Auch diese Erkenntnisse sprechen gegen eine völlig von genetisch festgelegten Temperamentsunterschieden abhängige Bindungsentwicklung und für den wesentlichen Einfluss sozialer Faktoren. (vgl. Spangler, G. 2002, 185)
Aufgrund der Erkenntnis, dass die Bindungsmodelle zu verschiedenen Bindungspersonen unterschiedlich sein können, aber meist nur ein inneres Arbeitsmodell vorherrschend ist, stellt sich die Frage wie sich dieses eine Arbeitsmodell aus den unterschiedlichen Modellen entwickelt, die gegenüber den verschiedenen Bindungspersonen bestehen können. Bisher war es weder möglich eindeutig nachzuweisen, dass sich hauptsächlich das Arbeitsmodell für die Mutter durchsetzt noch dass eine einzige sichere Bindung gegenüber einer Bindungsperson einen autonom gebundenen Erwachsenen hervorbringt. (vgl. Fremmer-Bombik, E. 2002, 117 nach Zimmermann, P. 1994)

Insgesamt besteht bis zum gegenwärtigen Zeitpunkt noch kein ausreichendes Verständnis bezüglich der Mechanismen und Resultate die in Zusammenhang mit der Entwicklung innerer Arbeitsmodelle von Bindung stehen. Derzeit ist ebenfalls noch nicht eindeutig geklärt, ob die von präverbalen Kindern entwickelten inneren Arbeitsmodelle neben den sich ausbildenden geistigen Repräsentationen, die z. B. durch den Trennungsangst–Test oder Bindungsinterviews erfasst werden, existieren oder durch diese ersetzt werden. (vgl. Klann–Delius, G. 2006, 88 nach Grossmann, K. E. 1999)
Des Weiteren werden spezifischere Themen in der Bindungsforschung erst allmählich in Angriff genommen, wie z. B. Geschlechtsunterschiede

in der Bindungsentwicklung oder spezielle Studien bezüglich Heim- und Pflegekindern, weshalb aussagekräftige Ergebnisse hierfür noch ausstehen.

Erste Hinweise bezüglich Bindung von Heimkindern liefert eine Studie von R. Schleiffer (2001). Dabei wurden 72 jugendliche Heimkinder, die bei ihrer Aufnahme im Heim im Durchschnitt 12,5 Jahre alt waren und bereits 4 Jahre dauerhaft dort lebten, durch das Erwachsenenbindungsinterview klassifiziert. 70 Jugendliche verfügten über eine unsichere Bindungsrepräsentation und davon 40 galten als desorganisiert gebunden. (Schleiffer, R. 2001, 120–122)
Diese Ergebnisse zu verallgemeinern, ist aufgrund der extrem geringen Anzahl derartiger Studien und der niedrigen Probandenzahl derzeit nicht angebracht, dennoch verdienen sie Beachtung.

3.3 Ergänzungen und Verifizierungen durch weitere Forschungsrichtungen

Die Bindungsforschung hat, wie zuvor gezeigt werden konnte, eine Vielzahl von äußerst beachtenswerten Erkenntnissen geliefert, welche trotz noch bestehender Unklarheiten die Bedeutung von Bindungen und deren Qualität für die Entwicklung von Kindern verdeutlichen.

Gleichzeitig beeinflusste die Bindungstheorie und -forschung andere Forschungsdisziplinen und dies geschah auch umgekehrt.
Nachfolgend werden aus Platzgründen nur auszugsweise Erkenntnisse verschiedener Forschungsrichtungen vorgestellt, die eine Bestätigung und vielfach auch eine Ergänzung der bindungstheoretischen Forschungsergebnisse darstellen.

3.3.1 Ethologie

Wie aus der Entwicklung der Bindungstheorie zu entnehmen ist, waren ethologische Forschungsergebnisse von enormer Bedeutung. Auch die aktuellen Erkenntnisse können einen entscheidenden Beitrag zum Verständnis der biologischen Grundlagen und der Bedeutung von Bindung im Humanbereich leisten.
Tierarten zeigen oft ein enormes Investment, um ihre Fortpflanzung zu sichern, was auch Strategien der Nachkommenbetreuung beinhaltet, wenn eine Art nur wenige Nachkommen zeugen kann. Zusätzlich leisten einige höher entwickelte Arten, z. B. Vögel und Säugetiere „[…] Hilfestellungen beim Erwerb von Erfahrungen […].“ (Todt, D. 2002, 87) Dieses Verhalten wird von einem genetisch verankerten Prinzip bestimmt, welches lautet „Richte dein Verhalten so ein, dass es zu einem langfristigen Bestand und möglichst auch zur Verbreitung deiner Gene beiträgt.“ (Todt, D.

2002, 87 nach Wilson, E. O. 1975) Der biologisch primäre Hintergrund derartiger Verhaltensweisen ist die Sicherung der Nahrungsversorgung und der Schutz der Nachkommen.

Besonders ergiebig waren die Erforschung der Bindung und des Sozialverhaltens von nicht-menschlichen Primaten, welche durch „[...] die Schlüsselrolle der Mutter-Kind-Beziehung, das Eingegliedertsein der Mutter-Kind-Dyade in eine soziale Gemeinschaft und [...] die hochgradige Attraktivität, die ein Neugeborenes nicht nur für seine eigene Mutter, sondern auch für viele andere Gruppenmitglieder hat" gekennzeichnet sind. (Todt, D. 2002, 87) Allerdings nehmen subhumane Primaten mit dieser Charakteristik der Nachwuchsbetreuung im Tierreich keine Sonderstellung ein, da auch einige andere Wirbeltierarten ein ähnliches Sozialverhalten zeigen würden. (vgl. ebd., 87).

Studien haben festgestellt, dass die Affenmutter nicht nur einziger Nahrungsspender, sondern auch bedeutender Ort des realen und gefühlten Schutzes sowie bei Nichtverfügbarkeit Ursache von Fehlentwicklungen ist. Dies konnten in der Vergangenheit bereits die erwähnten Untersuchungen von Harlow nachweisen. In neueren Untersuchungen an Affenjungen konnte beobachtet werden, dass sie in Gegenwart der Mutter ruhiger schlafen, weitere Ausflüge unternehmen und während der ersten Lebenswochen nur mit anderen spielen, wenn die Mutter sie betreut. Eine Betreuung ist gekennzeichnet durch Beobachtung, Pflege und Tragen des Affenkindes.

Es wurden auch verschiedene Untersuchungen im Hinblick auf die Misshandlung oder Tötung von Jungtieren durchgeführt, die zeigten, dass diese Phänomene relativ selten auftreten, was zu der Schlussfolgerung führte, dass es sich hierbei um das Resultat von Störungen der sozialen Konfliktbewältigung handelt. (vgl. ebd., 87–94) Häufig wurden diese Phänomene allerdings bei Primaten beobachtet, die ohne Mutter(ersatz), also sozial depriviert, aufwuchsen.

Untersuchungen zur Prägung, d. h. zu Lernprozessen kurz nach der Geburt, die durch eine enorme Stabilität gekennzeichnet sind, konnten zeigen, dass der erste beobachtbare Lernprozess, die sog. Filialprägung die Ausbildung einer emotionalen Bindung zu einem Bezugswesen ist, was klassischerweise an nestflüchtenden Vögeln, aber auch wie zuvor beschrieben an subhumanen Primaten nachgewiesen wurde. (vgl. Braun, K. 2001, 3–4) Des Weiteren konnte anhand von Experimenten belegt werden, dass limbische Strukturen, die für emotionale und kognitive Leistungen verantwortlich sind, an der Beschaffenheit des Bindungssystems mitwirken und dass Körperkontakt zur Ausschüttung von Opioiden[10] führt, was eine Beruhigung des Tieres zur Folge hatte.

---

10 Bei Opioiden handelt es sich um hirneigene, beruhigende und schmerzstillende Stoffe. (vgl. Spangler, G./Schieche, M. 2002, 297)

(vgl. Spangler, G./Schieche, M. 2002, 297) Weitere neurobiologisch orientierte Tierexperimente konnten z. B. an Haushuhnkücken und Rattenbabys zeigen, dass es durch die Signale der Mütter zu dramatischen Veränderungen von Neuronen und ihren synaptischen Verbindungen kommt. Abhängig von Dauer, Intensität, Komplexität und Qualität dieses Reizes wurden bestimmte Synapsen aktiviert und gefestigt, andere nicht aktivierte Synapsen lösten sich auf, was allmählich zu einem Verschaltungsmuster führte, welches präziser, selektiver und effizienter die angebotenen Umweltreize verarbeitete sowie die Grundlage für emotionale und intellektuelle Fähigkeiten bildete. Bei Tieren, die von der Mutter getrennt wurden, zeigte sich, dass in einigen Hirnregionen ein starker Verlust und/oder eine verminderte Neubildung von synaptischen Verschaltungen zu verzeichnen war, während in anderen Bereichen eine Erhöhung der Synapsenanzahl stattfand. Dies hatte ein weniger leistungsfähiges Netzwerk von synaptischen Verschaltungen zur Folge. Des Weiteren konnten auch Veränderungen in der Ausschüttung von Neurotransmittern festgestellt werden. (vgl. Braun, K. 2001, 5-6) Weiterhin fanden sich bei verschiedenen Untersuchungen erhöhte Cortisolspiegel in Situationen für die keine Verhaltensstrategie vorlag und auch eine verminderte Immunfunktion vor allem bei subhumanen Primaten, z. B. bei Trennungen von der Mutter. (vgl. Spangler, G./Schieche, M. 2002, 301)

3.3.2 Säuglingsforschung

Die Säuglingsforschung im Allgemeinen hat beachtenswerte Erkenntnisse hervorgebracht, welche die Entstehung des Bildes vom „[...] kompetenten Säugling [...]" begünstigte und stabilisierte. (Dornes, M. 1997, 19 nach Stone, J./Smith, H./Murphy, L. 1973)

Studien konnten für 8 Basisaffekte - Neugier, Überraschung, Ekel, Freude, Traurigkeit, Ärger, Furcht und Schuld - ein spezifisches, kulturübergreifendes Muster von Gesichtsausdrücken bei Erwachsenen, aber auch bei Säuglingen identifizieren. Die ersten 3 sind von Geburt, Freude ab ca. der 4. Woche, Traurigkeit und Ärger ab ca. dem 2. Monat, Furcht ab ca. 6 Monaten und Schuld ab 2 Jahren vorhanden. Des Weiteren verfügen Säuglinge über Intensitäts- und Zeitempfindungen, d. h. sie können u. a. wahrnehmen, ob etwas schnell, plötzlich, an- oder abschwellend ist. (vgl. Dornes, M. 1997, 39-41)

Bis zum ca. 6. Lebensmonat haben Kinder noch keine Objektpermanenz, d. h. wenn ein Objekt aus dem Wahrnehmungsfeld des Säuglings verschwindet, ist es nicht mehr existent, aber Säuglinge verfügen über ein Wiedererkennungsgedächtnis. Sie denken sensumotorisch, d. h. z. B. die Mutter ist die Gesamtheit von Empfindungen, die durch ihre Anwesenheit ausgelöst werden. Sie besteht also aus Sinneseindrücken, u. a. Ge-

ruch, Tonfall der Stimme und Berührungen. Diese Erfahrungen werden im Gedächtnis abgespeichert und bei erneutem Erscheinen wiedererkannt, wenn die aktuellen Sinneseindrücke mit den vergangenen Erfahrungen übereinstimmen. Säuglinge können ab ca. dem 6. Monat etwas vermissen, sie suchen z. B. nach der Mutter, wenn sie ihr Verschwinden beobachten konnten. (vgl. Dornes, M. 1997, 48–49; 90)
In Bezug auf die Objektpermanenz legen neuere Untersuchungsergebnisse allerdings nahe, dass Kinder bereits zwischen 3–6 Monaten bis zu einigen Minuten an die Weiterexistenz eines verschwundenen Objekts glauben. (vgl. Dornes, M. 1997, 108)
Bereits Säuglinge verfügen über Coping-Strategien bzw. Abwehr- und Bewältigungsmaßnahmen, die sich in Verhaltensweisen, wie Erstarrung, Vermeidung oder Kampf zeigen. (vgl. Riedesser, P. 2003, 167–168) Ein Säugling, der überwiegend unangenehme Empfindungen im Kontakt mit seiner Mutter hatte, sieht z. B. weg, wenn diese erscheint. (vgl. Dornes, M. 1997, 49–50)
Für die Entwicklung und die Organisation innerer Arbeitsmodelle verwendet die kognitive Psychologie die Begriffe Schema oder Script. Schemata sind „[…] organisierte Repräsentationen von vergangenem Verhalten und Erfahrungen, auf deren Basis neue Erfahrungen interpretiert werden." (Zimmermann, P. 2002, 221 zit. nach Baldwin, M. W. 1992) „Scripts enthalten Wissenselemente über Ereignisabläufe, sowohl über deren prozedurale als auch deklarative Aspekte, so dass sie helfen, Situationen zu bewerten, aber auch verhaltenssteuernd wirken." (Zimmermann, P. 2002, 221–222) Bezüglich der beobachtbaren Bindungsqualität ab ca. 12–18 Monaten könnte es sich hierbei um Scripts oder Schemata von sozialen Interaktionen mit der Bezugsperson handeln, welche durch Erfahrungen entstanden und im Gedächtnis gespeichert sind. Darin enthalten ist das Wissen welches Verhalten zu welcher Reaktion führt (deklarativer Aspekt) und wie der Ablauf bestimmter Ereignisse ist (prozeduraler Aspekt). (vgl. Zimmermann, P. 2002, 222)
Säuglinge erfassen ihre Umwelt also durch Interaktionen mit Bezugspersonen und Aktionen mit Objekten, was durch Akkomodations-, d. h. ein bestehendes Schema wird verändert, um die neue Information integrieren zu können, und Assimilationsprozesse, d. h. eine Information, die vom bestehenden Schema abweicht, wird dahingehend verändert, dass sie passt, zur Organisation eines Schemata- oder Scriptsystems führt, welches zunehmend komplexer wird. Bis zum Alter von ca. 2 Jahren stehen überwiegend nur prozedurale Gedächtnisinhalte bzw. innere Arbeitsmodelle zur Verfügung, die Wiedererkennen und kurzfristige Vorhersagen erlauben. (vgl. Bretherton, I. 2006, 16)

Des Weiteren konnte in verschiedenen Studien festgestellt werden, dass Säuglinge schon gut sehen[11] und hören sowie Gesichter und Stimmen unterscheiden können, z. B. wurde Säuglingen ein Gesicht gezeigt, welches sie neugierig betrachteten bis nach einer Weile das Interesse nachließ, sich die sog. Habituierung einstellte. Daraufhin wurde ein neues Gesicht präsentiert, welches wieder interessiert begutachtet wurde, was als sog. Dishabituierung bezeichnet wird und darauf verweist, dass der Säugling die Unterschiedlichkeit der Gesichter bemerkte, da er sonst weiterhin kein Interesse gezeigt hätte. (vgl. Dornes, M. 1997, 55-60)
Es wurden Experimente durchgeführt, die zeigen konnten, dass kurz nach der Geburt das Kind die Stimme der Mutter und/oder des Vaters bevorzugt. Durch den Saugrhythmus, den das Kind auf einem »Schnuller« ausübte, konnte es zwischen einer Tonbandaufnahme mit der Stimme eines Elternteiles oder der Stimme einer fremden Person wählen. Die Säuglinge benutzten signifikant häufiger den Saugrhythmus, dem die Stimme eines Elternteiles folgte, was ihre Unterscheidungsfähigkeit beweist, aber auch den Vergleich mit prägungsähnlichen Prozessen bei Tieren zulässt. (vgl. Braun, K. 2001, 4)
Des Weiteren können Säuglinge eine Verbindung zwischen Sinneseindrücken herstellen. Es wurden z. B. Experimente durchgeführt, bei denen Säuglinge entweder einen noppenbesetzten oder einen glatten »Schnuller« bekamen. Danach zeigte man ihnen gleichzeitig 2 Bilder mit den entsprechenden »Schnullern«, diejenigen mit einem glatten Exemplar schauten bevorzugt den glatten »Schnuller« an und umgekehrt. Der Säugling bildet also eine Erwartung aus, wie das Gefühlte aussehen muss. Demnach kann der Säugling auch eine Verbindung zwischen Geruch, Stimme und Gesicht der Bezugsperson herstellen. Vermutungen zufolge verfügen Säuglinge bereits innerhalb der ersten 6 Lebensmonate über diese Fähigkeit.
Mit 5–7 Monaten können Kinder auch eine Verbindung zwischen dem Gefühlsausdruck in Stimme und Gesicht der Bezugsperson herstellen, z.B ließ man Säuglinge eine ärgerliche Stimme hören und zeigte dann ein Bild mit einem fröhlichem und einem ärgerlichen Gesicht. Die Säuglinge sahen vermehrt das ärgerliche Gesicht an, was auch im umgekehrten Fall zutraf. (vgl. Dornes, M. 1997, 55–60)
In diesem Alter beginnen Säuglinge auch emotional auf verschiedene Gesichtausdrücke zu reagieren, z. B. bei einem freudigen Gesicht lächelt der Säugling. Ab 9 Monaten empfindet der Säugling bereits, dass Affektmitteilungen an ihn adressiert sind und richtet seine Emotionen danach aus. (vgl. Dornes, M. 1998; 152–154)

---

11 Im Alter von 4-6 Monaten ist die Sehschärfe beinahe so gut wie bei Erwachsenen, davor sieht der Säugling am besten, was sich in einem Abstand von ca. 20 cm vor ihm befindet. (vgl. Dornes, M. 1997, 58; 63–64)

Andere Forschungen zeigten, dass Kinder ca. ab dem 8. Monat fähig sind der Blickrichtung und deren Wechsel von Erwachsenen zu folgen, was einen gemeinsamen Aufmerksamkeitsfokus zur Folge hat. Damit übernehmen bereits Säuglinge die Perspektive eines anderen und nutzen diese als Anleitung für eigenes Handeln. Die Säuglinge blicken allerdings dann wieder in das Gesicht der Bezugsperson um zu überprüfen, ob der gemeinsame Fokus wirklich erreicht ist. Daraus wird das Bedürfnis zur Teilung der Wahrnehmung mit anderen abgeleitet. Ähnlich ist es bei Emotionen in verunsichernden Situationen, z. B. bei stark blinkendem Spielzeug schaut der Säugling zur Mutter, zeigt diese Furcht wird er sich fürchten, lächelt die Mutter wird der Säugling neugierig darauf zukrabbeln.
Die Fähigkeit langfristiger mental zu planen, Ideen auszutauschen und Verhandlungen zu führen entwickelt sich ca. ab dem 3. Lebensjahr, wenn die Schemata bzw. inneren Arbeitsmodelle immer komplexer werden, was durch die Zunahme des zielgerichteten Erinnerungsvermögens und der Sprachfähigkeit begünstigt wird.
Während des Vorschulalters nimmt die Fähigkeit zur Perspektivenübernahme zu, d. h. in die Arbeitsmodelle bzw. Schemata von der Umwelt werden die Sichtweisen anderer Personen einbezogen, was in der Bindungstheorie die Vorrausetzung für die zielkorrigierte Partnerschaft darstellt. (vgl. Bretherton, I. 2006, 16)

3.3.3 Temperamentforschung

In Bezug auf den Einfluss individueller Unterschiede von Säuglingen auf die Bindungsentwicklung können Erkenntnisse der modernen Temperamentforschung angeführt werden. Verschiedene Studien konnten zeigen, dass bestimmte schwierige Merkmale bei einem geringen Anteil von Säuglingen unabhängig von den Umweltbedingungen bestanden. Ein besonders schwieriges Temperament war gekennzeichnet durch:

- die Unberechenbarkeit biologischer Funktionen, wie z. B. Wach-Schlafrhythmus und Nahrungsaufnahme,
- Rückzugsreaktionen bei neuen oder veränderten Situationen,
- mangelnde Anpassungsfähigkeit und
- intensiven, häufig negativen Stimmungsausdruck, wie z. B. Schreien und Weinen.

Die in der Bindungsforschung untersuchten Merkmale, Orientierungsfähigkeit und Irritierbarkeit, sind mit diesen Temperamentsmerkmalen vergleichbar.
Des Weiteren lassen verschiedene Befunde darauf schließen, dass das Temperament von genetischen Einflüssen abhängt. (vgl. Zentner, M. R.

1993, 162–165) Es ist jedoch zu beachten, dass individuelle Unterschiede des Verhaltens auch durch Einflüsse während der Schwangerschaft, z. B. Stress, Nikotin- oder Alkoholkonsum begründet werden können. (vgl. Spangler, G. 2002, 181)
Weitere Studien konnten einen Zusammenhang zwischen sehr schwierigem Temperament und dem Auftreten von psychischen Störungen herstellen, wobei überwiegend Störungen des Sozialverhaltens, Angststörungen und Anpassungsstörungen auftraten. Allerdings ergaben diese Studien auch, dass ein schwieriges Temperament nicht unbedingt spätere Störungen nach sich zieht oder ein einfaches Temperament diese sicher verhindert, was wiederum einen Hinweis auf den Einfluss von Umweltfaktoren gibt. (vgl. Zentner, M. R. 1993, 162–169)
Erwähnenswert in diesem Zusammenhang ist eine Zwillingsstudie, die den Einfluss genetischer Prozesse auf die Entwicklung von Bindungssicherheit untersuchte. Ein eindeutig nachweisbarer Einfluss konnte hierbei nicht gefunden werden, d. h. z. B. auch bei einfachem Temperament traten unterschiedliche Bindungsqualitäten auf. (vgl. Spangler, G. 2002, 179 nach Ricciuti, A. 1993)

3.3.4 Interaktionsforschung

Die Interaktionsforschung, die auch Hauptbestandteil der Bindungsforschung ist, gibt u. a. Aufschluss über die frühe Mutter-Kind-Interaktion, insbesondere sind hier die Arbeiten von Hanus und Mechthild Papoušek zu nennen, welche die videogestützte Mikroanalyse zur Gewinnung ihrer Erkenntnisse einführten. (vgl. Hellbrügge, T. 2003, 42)
Jeder Säugling sendet Signale in Babysprache, die von den Müttern durch eine charakteristische Reaktion beantwortet werden. Die Mutter bringt ihr Gesicht in ca. 20–25 cm Entfernung in das Wahrnehmungsfeld des Säuglings und die Stimme hebt sich um eine Oktave. Des Weiteren wird im sog. Baby-Talk kommuniziert, wobei langsamer mit leicht variierenden Wiederholungen und Übertreibungen gesprochen wird. Diese Reaktion erfolgt in der Regel intuitiv und ist kulturübergreifend feststellbar, was auf ein genetisch festgelegtes Verhalten verweist. Dennoch hat jede Mutter-Kind-Interaktion einen individuellen Charakter.
In Studien wurde herausgefunden, dass der Säugling die Beantwortung der Signale innerhalb von 0,2 Sekunden erwartet, ansonsten folgt Frustration. (vgl. Hellbrügge, T. 2003, 42–43; vgl. Dornes, M. 1997, 63–64; vgl. Papoušek, M./Wollwerth de Chuquisengo, R. 2003, 140–142)
Zwischen Säuglingen und Erwachsenen konnten Auswirkungen interpersonaler Austauschprozesse bzw. der Interaktion nachgewiesen werden. Dieser Austausch findet auf einer Handlungsebene statt, z. B. wurden Erwachsene von dem Interaktionsstil eines Säuglings regelrecht angesteckt. Dieser Säugling hatte eine zusammengesunkene Körper-

haltung, verlangsamte Atmung und Motorik, einen starren Gesichtsausdruck sowie eine unvitale Interaktion. Bei den Erwachsenen, welche in Kontakt mit diesem Kind kamen, verlangsamte sich nach kurzer Zeit ebenfalls die Interaktion, der Gesichtsaudruck änderte sich und sie fühlten sich erschöpft, was wiederum an den Säugling zurückgegeben wurde und dessen Symptome noch verstärkte. Auch Gefühle und Phantasien von Bezugspersonen können auf dem Verhaltensweg dem Säugling mitgeteilt werden, der sich dann dem entsprechend verhält.
Demnach haben nicht die verbale Sprache, sondern das Tempo, der Rhythmus, die Melodie derselben sowie die Mimik und Gestik Wirkung auf den Säugling. (vgl. Dornes, M. 1997, 51–52; 67–69)
In Interaktionsstudien mit Eltern, die als ungelöst-traumatisiert eingestuft worden waren und mit Eltern, deren Kinder als desorganisiert klassifiziert wurden, konnten ungewöhnliche Verhaltensformen bei den Eltern identifiziert werden, die spontan ohne Vorwarnung auftauchten und kurz danach wieder verschwanden, z. B. knurrten oder zischten Eltern bedrohlich, fletschten die Zähne oder hoben einseitig die Oberlippe, was bei Primaten als Drohgebärde gilt. Andere Eltern drehten mit verängstigtem Gesichtsausdruck und aufgerissenen Augen den Kopf weg, wenn das Kind sie berühren wollte oder sie bewegten sich von den Kindern weg. (vgl. Hesse, E./Main, M. 2006, 239–240)
In Interaktionsstudien mit misshandelnden und vernachlässigenden Müttern wurde festgestellt, dass vernachlässigende Mütter im Spiel mit dem Kind wenig stimulierten und selten auf Signale reagierten. Die Kinder erschienen kraftlos und inaktiv. Die misshandelnden Mütter schienen einen Plan zu verfolgen, dem sich das Kind anpassen sollte. Sie waren kontrollierend und irritierten die Kinder oft grundlos. Das Verhalten der Kinder war inkooperativ und aggressiv. Das Interaktionsverhalten bei vernachlässigenden Müttern außerhalb einer Spielsituation war gekennzeichnet durch unflexibles und gekünsteltes Interaktionsverhalten, wobei sehr wenig gesprochen wurde. Misshandelnde Mütter waren in der Interaktion bestimmend und weniger zärtlich, auch sie sprachen wenig. Des Weiteren wurde erkennbar, dass das Interaktionverhalten der Kinder mit 3 Monaten völlig unauffällig war, was die Ansicht widerlegt, dass schwierige Säuglinge eher Opfer von Misshandlung und Vernachlässigung werden. (vgl. Dornes, M. 1997, 226–118)
Weitere Studien konnten nachweisen, dass misshandelnde oder vernachlässigende Eltern generell übererregbar waren, z. B. fühlten sie sich beim Anblick von schreienden Kindern wesentlich mehr gestresst, aber auch bei lächelnden Kindern verspürten sie Stress. (vgl. Dornes, M. 1997, 235)
Andere Studien der Eltern-Kind-Interaktion zeigten, dass ein positiver Gefühlsausdruck das Ausmaß der kindlichen Exploration und die Ziel-

gerichtetheit erhöhen. (vgl. Schildbach, B./Loher, I./Riedinger, N. 2002, 252)

3.3.5 Entwicklungspsychopathologie

Besonders relevant im Rahmen dieser Arbeit sind Erkenntnisse der Entwicklungspsychopathologie, deren Gegenstand die Entstehung und der Verlauf abweichender Entwicklungsprozesse und psychischer Störungen ist und gleichzeitig auch das Phänomen der Resilienz (psychische Widerstandsfähigkeit) in den Fokus nimmt. Im Rahmen dieser Forschungsrichtung fanden verschiedene Längsschnittuntersuchungen statt, die u. a. auch bindungsorientiert misshandelnde und depressive Eltern sowie Eltern deren soziales Unterstützungsnetz nur sehr gering war in den Fokus nahmen. (vgl. Bretherton, I. 2002, 46; vgl. Zimmermann, P. 2002, 203)

Um abweichende, pathologische oder angepasste Entwicklungswege identifizieren zu können, bedarf es einem grundlegenden Verständnis von Entwicklung. Diese lässt sich am besten als Abfolge von Entwicklungsaufgaben verstehen, welche mehr oder weniger gut bewältigt werden und aus den kognitiven, biologischen Veränderungen sowie den Anforderungen, Erwartungen der Gesellschaft und der Kultur entstehen. (vgl. Schleiffer, R. 2001, 65–66)

Die Entwicklungspsychopathologie konnte protektive Faktoren bzw. Schutzfaktoren, welche die psychische Stabilität und Verarbeitung nach belastenden Ereignissen fördern, und Risikofaktoren, die zur psychischen Dekompensation und Symptombildung beitragen, identifizieren. Diese Forschungsrichtung bestätigt, dass eine sichere Bindung in der Kindheit wesentlich zur Vermeidung von psychopathologischen Symptomen beiträgt. (vgl. Brisch, K. H./Hellbrügge, T. 2003, 8; vgl. Dornes, M. 1997, 234)

Bemerkenswerte Forschungsergebnisse lieferten u. a. die Längsschnittuntersuchungen von Emmy Werner, welche Grundlagen für die Entwicklungspsychopathologie und Bedingungen individueller Entwicklungsverläufe herausarbeiten konnten und damit auch dem Konzept der Resilienz Bedeutung verlieh.

Grundlegend war die sog. Kauai-Studie, deren Teilnehmer 1955 auf der Insel Kauai im Hawaii-Archipel geboren und bis 1995 untersucht wurden. Intention der Untersuchung war es die langfristigen Folgen von perinatalen (geburtlichen) Komplikationen und negativen Sozialisationsbedingungen auf die individuelle Entwicklung zu verfolgen. (vgl. Grossmann, K. E. 2003, 15–19)

Nach Grossmann, K. E. (2003) sind trotz ethischer, historischer, geographischer und sozialer Unterschiede die Ergebnisse der Kauai-Studie mit

anderen Untersuchungen in den USA und in Europa vergleichbar. Ein entscheidendes Ergebnis der Studie, die 698 Teilnehmer von der Geburt bis zum 40. Lebensjahr untersuchte, war, dass insbesondere bei Kindern in physischer und psychischer Not die bedingungslose Akzeptanz durch einen liebenden Menschen entscheidend zur Vermeidung negativer Entwicklungsverläufe beiträgt. (vgl. Grossmann, K. E. 2003, 16–19) Insgesamt wurde erkennbar, dass die Abhängigkeit der Entwicklungsergebnisse von der Qualität der Umwelt im Zeitverlauf zunimmt, d. h. dass auch Entwicklungsergebnisse bei biologischen Risiken zunehmend von der Umweltqualität beeinflusst werden. So zeigten sich ernsthafte Beeinträchtigungen in der psychischen und physischen Entwicklung nach pränatalen (vorgeburtlichen) und perinatalen (während der Geburt) Komplikationen, die keine schwere Schädigung des zentralen Nervensystems zur Folge hatten, nur dann, wenn gleichzeitig Faktoren, wie chronische Armut, psychische Störungen der Eltern und konstant negative erzieherische Bedingungen auftraten. Es konnte belegt werden, dass u. a. die Stabilität und der sozioökonomische Status der Familien Einfluss auf die Entwicklung der Kinder hatten, z. B. waren die Entwicklungsverzögerungen bei Kindern mit schwerem Geburtskomplikationen und hoher Familienstabilität geringer als bei Kindern mit mittlerer Familienstabilität. In Bezug auf den sozioökonomischen Status konnten deutliche Auswirkungen auf die Entwicklung 20 Monate nach schweren Geburtskomplikationen nur noch bei Kindern aus armen Familien nachgewiesen werden.
Von den 698 Teilnehmern der Studie waren ca. 30 % als sog. Hochrisikokinder einzustufen, d. h. sie waren biologischen, z. B. Sauerstoffmangel bei der Geburt, Frühgeburt und psychosozialen Risiken, z. B. Armut, allein erziehender Elternteil, massive Familienkonflikte, Misshandlungen ausgesetzt. Bei 129 Personen dieser Hochrisikogruppe, die im Alter von 2 Jahren mit mindestens vier Risiken konfrontiert waren, zeigten sich im Alter von 10 Jahren Lernschwierigkeiten und Verhaltensauffälligkeiten. Im Alter von 18 Jahren zeigten sie vermehrt psychiatrische Auffälligkeiten, delinquentes Verhalten, z. B. Diebstähle, Gewalttaten oder waren als Teenager schwanger geworden.
72 Personen zeigten trotz der vorhandenen Risiken keine Auffälligkeiten, was gegen die Vermutung spricht, dass hohe Entwicklungsrisiken zwangsläufig zu Fehlanpassungen führen. Diese widerstandfähige bzw. resiliente Gruppe verfügte über protektive Faktoren, wie u. a. durchschnittliche Intelligenz, positives bzw. einfaches Temperament und emotionale Bindungen zu Personen, die einen Ersatz für die Eltern darstellten, z. B. Großeltern, Geschwister, Lehrer, Mentoren.

Diese Schutzfaktoren wurden auch in anderen Längsschnittstudien bei Kindern gefunden, die vor dem 6. Lebensjahr als Hochrisikokinder iden-

tifiziert worden waren[12]. Damit wird das Ergebnis bestätigt, dass auch Risiken, wie u. a. Kindesmisshandlung, Vernachlässigung, psychische Störungen der Eltern, Armut, Alkohol- und Drogenmissbrauch der Eltern nicht unbedingt zu Fehlanpassungen führen müssen, wenn das Zusammenspiel mehrerer protektiver Faktoren gewährleistet ist.
Mit einem Zusammenspiel von Schutzfaktoren ist hier gemeint, dass z. B. ein positives Temperament die Wahrscheinlichkeit erhöht emotionale Zuwendung zu erhalten und diese Erfahrungen wiederum einem positiven Selbstkonzept[13], was ebenfalls als Schutzfaktor Erwähnung findet, zuträglich sein kann. Der überwiegende Anteil der Schutzfaktoren, wie u. a. Kontrollüberzeugung, Fertigkeiten der Selbsthilfe, Impulskontrolle können nur durch positive Erfahrungen im sozialen Umfeld entwickelt werden. (vgl. ebd., 19–24; 26–27)
Für die Gesamtteilnehmeranzahl der Kauai-Studie, die als Jugendliche schwere Probleme hatten, war erkennbar, dass im Alter von 32 Jahren und nach einer weiteren Untersuchung mit 40 Jahren die meisten keine Auffälligkeiten mehr zeigten. Allerdings hatten ca. 50 % der Teilnehmer aus der Hochrisikogruppe, die mit 18 Jahren schwere Verhaltensauffälligkeiten zeigten im Alter von 32 Jahren noch Probleme auf dem Arbeitsmarkt, in ihren Beziehungen, bei der angemessenen Unterstützung ihrer Kinder, mit Drogen und finanzielle Schwierigkeiten. Im Alter von 40 Jahren war der Anteil der Hochrisikogruppe mit deutlichen Auffälligkeiten noch weiter gesunken. Auffällig dabei ist, dass der Anteil der Männer im Vergleich zu den Frauen, die mit 40 Jahren noch Auffälligkeiten aufwiesen, überwiegt.
Insgesamt wurde die Mehrzahl der delinquenten Jugendlichen keine kriminellen Erwachsenen. (vgl. ebd., 24–25)

Die Analyse der Probanden der Kauai-Studie, die als Teenager gravierende Probleme und diese in der Lebensmitte überwunden hatten, zeigte, dass:

- die Anzahl der Kinder im Haushalt niedrig war,
- sie mehr emotionale Unterstützung erhielten,
- sie realistischere berufliche Zukunftspläne hatten,
- die Mehrzahl im Kleinkindalter eine Bezugsperson mit positiven Charakteristika hatte und

12 Eine detaillierte Auflistung der individuellen Schutzfaktoren (Tabelle 1) und der Schutzfaktoren in der Familie und Kommune (Tabelle 2) von Werner, E. befindet sich im Anhang.

13 Das Selbstkonzept beinhaltet das Selbstwertgefühl sowie das Selbstvertrauen und Wissen über die eigene Person, was Einfluss auf die Selbstwahrnehmung hat.

- sie in der Schule kompetenter im Lesen sowie im Denken waren.

Des Weiteren nahmen sich diese Personen als aktiver, weniger furchtsam und sozial zugewandt wahr. Auch im Erwachsenenalter verfügten diese Probanden über verschiedene Quellen emotionaler Unterstützung. Als Teenager wurde von den meisten erwartet, dass sie sich an Regeln und Strukturen hielten sowie im Haushalt mithalfen. Die meisten kamen aus vollständigen Familien. (vgl. ebd., 25–26)
Insgesamt zeigte die Kauai-Studie, dass resiliente Kinder und Jugendliche aktiv die Unterstützung von anderen Menschen suchten und je mehr Erfolg sie dabei hatten, umso stärker bemühten sie sich um weitere Unterstützung.
Die schützenden Prozesse begannen bei diesen Personen bereits in der frühen Kindheit. In der mittleren Kindheit verfügten sie über mehrere Erwachsene innerhalb und außerhalb der Familie, die Unterstützung gaben. Dies führte zu einer größeren Selbständigkeit und mehr sozialen Kompetenzen. Es war auch ein Zusammenhang zwischen der Anzahl von Quellen emotionaler Unterstützung und der schulischen Leistungen im Jugendalter erkennbar.
Im Alter von 18 Jahren verfügten diese Teilnehmer über ein positives Selbstwertgefühl und das Gefühl von Eigenverantwortlichkeit für Erfolge. Dies wiederum stand in Zusammenhang mit einem geringeren Belastungsgrad und mehr emotionaler Unterstützung durch den Lebenspartner im Alter von 32 und 40 Jahren.
Des Weiteren berichteten Teilnehmer der Kauai-Studie mit 10 Jahren seltener über belastende Ereignisse, die im Alter von 2 Jahren selbstbestimmter und sozial reifer waren. (vgl. ebd., 26–27)
Unter Resilienz ist demnach die im Entwicklungsverlauf durch bestimmte Schutzfaktoren erworbene Fähigkeit zu verstehen, negative externe Bedingungen zu überwinden, Entwicklungsrisiken zu kompensieren oder zu mindern und sich angemessene Bewältigungsstrategien anzueignen. Bei der Entwicklung von Resilienz sind insbesondere Selbstwirksamkeitserfahrungen, d. h. Erfahrungen, dass Belastungen selbst bewältigt werden können und positive Bindungsbeziehungen, d. h. die Erfahrung von Wertschätzung und Akzeptanz von großer Bedeutung. (vgl. Laucht, M. 2003, 64–66)

Auch andere aktuellere Studien versuchen eine Antwort auf die Frage zu finden, ob und wie negative Lebenserfahrungen und -umstände die Entwicklung langfristig stören können. Intention ist die Identifikation entwicklungsgefährdeter Kindergruppen, sog. Risikokinder und die Ermittlung der zugrunde liegenden Lebensbedingungen, der sog. Risikofaktoren, welche die Auftretenswahrscheinlichkeit von Entwicklungsstörungen erhöhen. (vgl. ebd., 54)

Die ermittelten Faktoren, welche die Entwicklung und die Kontinuität von Verhaltens- und Entwicklungsstörungen begünstigen können, sind zum einen biologische Merkmale einer Person, welche die Empfindlichkeit, sog. Vulnerabilität gegenüber Belastungen und psychischen Störungen erhöhen, z. B. Frühgeburt, genetische Dispositionen und/oder schwieriges Temperament. Zum anderen handelt es sich um psychosoziale Merkmale der Umwelt, sog. Stressoren wie z. B. Armut, Alkohol- und Drogenmissbrauch der Eltern. (vgl. ebd., 54–55)

Besonders erwähnenswert sind die Ergebnisse der sog. Mannheimer Risikokinderstudie. Diese prospektive Längsschnittstudie untersucht die Entwicklung von Kindern, die u. a. durch perinatale Komplikationen und/oder durch psychische Auffälligkeiten eines Elternteils einer erhöhten Gefährdung ausgesetzt sind. Seit 1986 werden 362 Kinder seit ihrer Geburt in regelmäßigen Abständen untersucht. Innerhalb der Stichprobe sind einerseits Kinder mit organischen Risiken durch leichte bis schwere prä- und perinatale Komplikationen und andererseits mit psychosozialen Risiken unterschiedlicher Ausprägung vertreten. Des Weiteren werden Kinder untersucht, die gleichzeitig organischen und psychosozialen Risiken ausgesetzt sind sowie vollkommen unbelastete Kinder. (vgl. ebd., 55–56)

Einige Ergebnisse sollen nachfolgend dargestellt werden, wobei der Schwerpunkt auf die psychosozialen Risiken gelegt wird.

Insgesamt ist die Aussage der Mannheimer Risikokinderstudie, dass Folgen frühkindlicher Belastungen bis ins Schulalter ohne Einschränkungen nachweisbar sind. Von den negativen Konsequenzen sind alle Entwicklungsbereiche, von der motorischen bis zur sozial emotionalen Entwicklung, betroffen. Die Auswirkungen organischer und psychosozialer Risiken wiegen annähernd gleich schwer, unterscheiden sich aber in ihrer Spezifik.

Für Kinder, die psychosozialen Belastungen ausgesetzt sind, zeigt sich im Alter von 11 Jahren, dass Entwicklungshemmungen im kognitiven und sozial-emotionalen Bereich auftreten können.

Für psychosozial hochbelastete Kinder liegt der Anteil derer mit Entwicklungsstörungen im Bereich der Kognition, d. h. Prozesse, welche die Aufnahme, Verarbeitung und Speicherung von Informationen betreffen bei 22,1 %, im Gegensatz zu den unbelasteten Kindern deren Anteil an kognitiven Entwicklungsstörungen bei 9,8 % liegt.

Bei Entwicklungsstörungen von 11-jährigen im psychischen Bereich ist der Anteil der psychosozial hochbelasteten Kinder mit 36,1 % ebenfalls signifikant höher als bei der unbelasteten Gruppe, deren Anteil bei 12,2 % liegt.

Für die Gruppe mit leichter psychosozialer Belastung ist erkennbar, dass auch sie in den Bereichen Kognition und sozial-emotionale Entwicklung

häufiger Störungen aufweisen als die unbelastete Gruppe. Ihr Anteil bei kognitiven Entwicklungsstörungen liegt bei 17,3 % und bei psychischen Auffälligkeiten bei 20,2 %.
Ein Zusammenhang von ausschließlich psychosozialen Risiken und motorischen Entwicklungsstörungen konnte nicht festgestellt werden[14]. Es wurde ein Zusammenhang zwischen schulischer Leistungsfähigkeit und psychosozialer Belastung identifiziert. Psychosozial hochbelastete Kinder sind an Förder- und Hauptschulen überrepräsentiert, im Vergleich zur unbelasteten Gruppe. In Zahlen ausgedrückt liegt der Anteil hochbelasteter Kinder bei 12,3%, der Anteil der unbelasteten Gruppe bei 0,9 %[15].
Ein weiteres Ergebnis dieser Studie betrifft die Entwicklung von Kindern postpartal (nachgeburtlich) depressiver Mütter. Bei dieser Gruppe zeigte sich, dass ihr kognitives Leistungsniveau in der Grundschule 10 IQ-Punkte unter der Vergleichsgruppe lag, deren Mütter psychosozial unbelastet und psychisch unauffällig waren. Im Bereich der sozial-emotionalen Entwicklung war der Anteil von Kindern depressiver Mütter die psychische Auffälligkeiten zeigten im Vergleich zur Kontrollgruppe signifikant erhöht, z. B. war der Anteil der 8-jährigen von postpartal depressiven Müttern, die psychisch auffällig waren um mehr als das Dreifache höher[16]. (vgl. ebd., 56–63)

Auch die Mannheimer Risikokinderstudie bestätigt die Heterogenität der Entwicklung von Risikokindern, d. h. dass einige Kinder eine normale Entwicklung zeigten trotz frühkindlicher Risiken. (vgl. ebd., 63) Die vorgefundenen Schutzfaktoren waren u. a. das häufige Lächeln eines Säuglings, welches Merkmal eines positiven bzw. einfachen Temperaments ist und in der Interaktion mit der Mutter protektiv auf die Entstehung von Verhaltensauffälligkeiten wirkte, insbesondere in psychosozial hochbelasteten Familien. Im Alter von 11 Jahren hatten Kinder, die als Säugling viel lächelten wesentlich weniger Verhaltensauffälligkeiten als die Kinder, welche unter gleichen Bedingungen aufwuchsen und wenig lächelten[17].

Das fördernde, ermutigende Interaktionsverhalten von Bezugspersonen gegenüber Säuglingen kann eine positive kognitive Entwicklung zur

---

14 Grafik dieser Ergebnisse im Anhang: Grafische Darstellung einzelner Ergebnisse der Mannheimer Risikokinderstudie Abb. 1.

15 Grafik dieser Ergebnisse im Anhang: Grafische Darstellung einzelner Ergebnisse der Mannheimer Risikokinderstudie Abb. 2.

16 Grafik dieser Ergebnisse im Anhang: Grafische Darstellung einzelner Ergebnisse der Mannheimer Risikokinderstudie Abb. 3.

17 Grafik dieser Ergebnisse im Anhang: Grafische Darstellung einzelner Ergebnisse der Mannheimer Risikokinderstudie Abb. 4.

Folge haben. Mit 11 Jahren kann unter diesen Vorrausetzungen der Intelligenzquotient der Kinder aus psychosozial hochbelasteten Familienverhältnissen beinahe genauso hoch sein, wie bei Kindern aus unbelasteten Familien[18]. (vgl. ebd., 66–67)
Die Qualität der frühen Mutter-Kind-Interaktion, d. h. die Erfahrungen mit emotionaler Sicherheit und Verlässlichkeit der Bezugsperson in der frühen Kindheit tragen entscheidend dazu bei, welchen Resilienz- oder Vulnerabilitätsgrad ein Kind gegenüber Belastungen entwickelt. (vgl. ebd., 67)

Insgesamt ist aus den Ergebnissen der Mannheimer Risikokinderstudie zu erkennen, dass frühkindliche Belastungen die individuellen Entwicklungschancen dauerhaft beeinträchtigen können und dass es in Familien, die psychosozial benachteiligt sind gehäuft zu Entwicklungsgefährdungen und -problemen kommt und dass die Qualität der emotionalen Bindungen wesentlich die Entwicklung der Fähigkeit zur Bewältigung von Belastungen beeinflusst. (vgl. ebd., 70)

Eine andere Studie kam zu dem Ergebnis, dass nur 13 % der Kinder, die in Multi-Problem-Familien aufwuchsen im Alter von 15 Jahren symptom- und problemfrei waren. (vgl. Dornes, M. 1997, 234)

Eine weitere erwähnenswerte Studie untersuchte drei Gruppen von Personen, die unter ungünstigen Bedingungen aufwuchsen. In dieser Untersuchung wurden 60 Heimkinder, die sich von der frühen Kindheit bis zur Adoleszenz im Heim befanden, 159 Kinder aus SOS-Kinderdörfern, die im Vorschul- oder Schulalter untergebracht wurden, und 108 Pflegekinder aus unterschiedlichen Pflegefamilien erfasst. Ziel war es die soziale Anpassung im Erwachsenenalter zu dokumentieren und mögliche Schutzfaktoren bei einem erfolgreichen Entwicklungsweg zu identifizieren. Die Studie endete 2002. Zum Zeitpunkt der letzten Nachuntersuchung belief sich die Anzahl der Probanden aus Heimen auf 45, aus SOS-Kinderdörfern auf 116 und aus Pflegefamilien auf 93. Die Ergebnisse beziehen sich auf diese Probandenanzahl. Es wurden 8 spezifische Bereiche, z. B. Scheidung, Straffälligkeit, Obdachlosigkeit, gesundheitliche Probleme, usw. bewertet. Jede positive Antwort, z. B. keine Scheidung, ergab einen Punkt. Der Anteil derer, die Höchstwerte (6–8 Punkte) in der psychosozialen Anpassung erreichten, lag bei den ehemaligen Heimkindern bei 33,3 %, bei den ehemaligen Pflegekindern bei 65,6 % und bei Probanden aus den Kinderdörfern bei 64,6 %.

---

18 Grafik dieser Ergebnisse im Anhang: Grafische Darstellung einzelner Ergebnisse der Mannheimer Risikokinderstudie Abb. 5.

Aus den Befragungen und Untersuchungen zu den Faktoren, die diese soziale Anpassung positiv beeinflussten, ergab sich, dass emotionale Bindungen im Erwachsenenalter zum Ehepartner, zur ehemaligen Pflegemutter, zu Pflegegeschwistern oder zu Freunden einen besonderen Einfluss hatten.
Des Weiteren wurde erkennbar, dass sich diese resiliente Gruppe über den gesamten Lebenslauf durch die Fähigkeit auszeichnete, positive Aufmerksamkeit auf sich zu ziehen und dadurch Hilfe zu bekommen. (vgl. Matějček, Z. 2003, 78–82)

Weitere längsschnittliche Untersuchungen, welche die Kontinuität psychopathologischer Auffälligkeiten in den Fokus nahmen, ergaben, dass insbesondere deutliche und dauerhafte Verhaltensstörungen in der Kindheit häufig bis ins Erwachsenenalter anhalten können, z. B. wurde bei Jungen, die eine Kombination aus Hyperaktivität, Aggressivität und Problemen mit Gleichaltrigen aufwiesen ein extrem hohes Risiko für psychische Störungen, Alkoholmissbrauch und Straffälligkeit festgestellt. Ein großer Teil der Frauen, die 2–3 Verhaltensprobleme in der Kindheit zeigten, litt im Erwachsenenalter unter psychischen Störungen. Gleichzeitig zeigte sich, dass es eine tendenzielle Korrelation zwischen Verhaltensstörungen, anhaltender Desorganisation und Disharmonie innerhalb der Familie sowie elterlicher Defizite gab. (vgl. Rutter, M. 1993, 30–32) Des Weiteren ergab sich eine Verbesserung der Verhaltensstörungen, wenn eine positive Veränderung der Eltern-Kind-Beziehung vorausging, was bei einer ausschließlichen Verringerung der Disharmonie der Ehepartner nicht erfolgte. Daraus resultierte die Erkenntnis, dass nicht die generellen Familienumstände, sondern die jeweilige Interaktion mit dem Kind zur Kontinuität oder Diskontinuität von Verhaltensstörungen beiträgt. (vgl. Rutter, M. 1993, 32 nach Richmann, N./Stevenson, J./Graham, P. 1982)

Verschiedene andere Studien konnten einen Zusammenhang zwischen antisozialen Störungen und Depressionen aufzeigen, weil das Verhalten zu ungünstigen Interaktionen und sozialen Nachteilen führen kann, was die Entstehung einer Depression begünstigt. (vgl. Rutter, M. 1993, 46)

Längsschnittstudien, welche die psychosoziale Entwicklung in den Blick nahmen, zeigten Zusammenhänge zwischen verschiedenen ungünstigen Entwicklungsbedingungen und Problemen im Erwachsenenalter auf, z. B. gab es bei Kindern mit schlechten Schulleistungen eine doppelt so hohe Wahrscheinlichkeit der Schulverweigerung, dies wiederum verdoppelte die Wahrscheinlichkeit des Schulabganges, was die Wahrscheinlichkeit negativer beruflicher Laufbahnen, d. h. Hilfsarbeiten mit schlechter Bezahlung, häufige Entlassungen erhöhte.

Eine weitere Untersuchung befasste sich mit Mädchen, die dauerhaft oder zeitweise in Heimen aufwuchsen. Dabei konnte eine Kette von Faktoren identifiziert werden, die zum Elternversagen in der nächsten Generation führen kann. Psychosoziale Probleme der Eltern, wie Erziehungsschwierigkeiten und mangelnde soziale Unterstützung führten zur Heimunterbringung. Viele der Mädchen hatten nach Verlassen des Heimes keine oder nur die zerrütteten Familien. Um diesen Situationen zu entkommen, heirateten viele von ihnen überstürzt oder aufgrund einer sehr frühzeitigen Schwangerschaft meist Männer, die ebenfalls aus benachteiligenden Verhältnissen stammten. Das Resultat waren Scheidungen oder äußerst konflikthafte Beziehungen, die massiv die Wahrscheinlichkeit von Defiziten in der sozialen Funktionsfähigkeit und damit eines Elternversagens erhöhten. Allerdings zeigte sich bei Hinzutreten von positiven Erfahrungen, dass diese Kette unterbrochen werden konnte, z. B. erhöhten positive Schulerfahrungen die Wahrscheinlichkeit einer guten Lebens- und Berufsplanung, was wiederum die Wahl des Ehepartners positiv beeinflusste und das Risiko des Elternversagen verringerte. (vgl. ebd., 33–37)

In Bezug auf die Entwicklung kognitiver Fähigkeiten konnte eine Studie an Heimkindern, welche die ersten Lebensjahre im Heim verbrachten, einen dramatischen und anhaltenden Anstieg der Intelligenzwerte nachweisen, nachdem die Kinder im Alter von 2–5 Jahren von Mittelstandsfamilien adoptiert wurden. Bei Heimkindern, die bei der Adoption älter als 5 Jahre waren, zeigte sich nur bei einem Drittel ein erwähnenswerter Intelligenzanstieg. Im Alter von 16 Jahren hatten die früh adoptierten Kinder insgesamt höhere IQ-Werte als diejenigen, die später vermittelt wurden. (vgl. Vyt, A. 1993, 140 nach Hodges, J./Tizard, B. 1989)

Eine andere Studie konnte zeigen, dass Kinder, die zwischen 2 und 5 Jahren in Heime kamen später eine wesentlich höhere Intelligenzleistung aufwiesen als diejenigen, die erst zwischen 6 und 9 Jahren im Heim untergebracht wurden. (vgl. Vyt, A. 1993, 140)

Studien, die sich mit der Kompetenzentwicklung befassten, wobei Kompetenz das verfügbare Wissen und die subjektive Einschätzung einer Person über die Verfügbarkeit von Bewältigungsmöglichkeiten für eine bestimmte Situation beinhaltet und damit Bestandteil des Selbstkonzeptes ist, ergaben ebenfalls interessante Ergebnisse. Aus dem Vorhandensein von Wissen über verschiedene Handlungsmöglichkeiten und der Überzeugung Probleme lösen und neue Situationen bewältigen zu können, resultieren Motivation und Gefühle der Erfolgsicherheit. Der umgekehrte Fall führt zu Angst vor Misserfolg und Verunsicherung, was jeweils Einfluss auf die Kognition ausübt.

Bezüglich der Entwicklungsbedingungen von Kompetenz konnten verschiedene Studien den Zusammenhang zwischen restriktivem elterlichem Verhalten, d. h. Verbote, Drohungen, Bestrafungen sowie Entmutigungen und einer verminderten kognitiven Entwicklung nachweisen, weil daraus eine Einschränkung des Erkundungsverhaltens resultierte und somit weniger Erfahrungen gemacht werden konnten. (vgl. Schildbach, B./Loher, I./Riedinger, N. 2002, 249–252)

Forschungen, die sich speziell mit Kindesmisshandlung und deren transgenerationaler Weitergabe beschäftigten, zeigten mehrfach, dass ca. ein Drittel die Misshandlung an eigene Kinder weitergibt, ein weiteres Drittel zur Weitergabe in belastenden Situationen neigt, also ein Risiko bestand und das letzte Drittel keine Wiederholung der Misshandlung zeigt. Des Weiteren wurde festgestellt, dass nicht unbedingt die erfahrene Misshandlungsform wiederholt wird, d. h. z. B. bei physisch misshandelten Eltern kann eine psychische Misshandlung der eigenen Kinder folgen. (vgl. Dornes, M. 1997, 220)
Eine Studie zeigte, dass in 46 % der untersuchten Fälle von der Misshandlung oder Vernachlässigung auch die Geschwister betroffen waren. (vgl. Dornes, M. 1997, 236)
Allgemein wurde für misshandelte und vernachlässigte Kinder erkennbar, dass lang- und kurzfristige negative Auswirkungen bestehen, deren Ausmaß abhängt vom Alter des Kindes, der Interpretation der Situationen, von verfügbaren Schutzfaktoren, der Dauer, Art und Schwere der Misshandlung oder Vernachlässigung. Es ist allgemein anerkannt, „[…] dass die Auswirkungen um so gravierender sind, je früher die Misshandlung beginnt, je schwerer sie ist und je länger sie anhält." (ebd., 231) Die häufig in verschiedenen Stichproben gefundenen Folgen für ständig misshandelte oder vernachlässigte Kinder sind mehr Aggressivität oder Passivität, Probleme mit Interaktionspartnern, geringe Empathie, Schlafstörungen, Hypermotorik, Konzentrationsprobleme, geringes Durchhaltevermögen, bitten nur selten um Hilfe, sind bei neuen Bekanntschaften misstrauisch oder distanzlos, weisen häufig weniger Intelligenz, Defizite in der Sprache und schlechte Schulleistungen auf. Insbesondere für vernachlässigte Kinder konnte gezeigt werden, dass sie die meisten negativen Emotionen in sozialen Interaktionen, die geringste Impulskontrolle und die niedrigsten IQ-Werte hatten.
Viele der Verhaltensweisen können anhand der inneren Arbeitsmodelle erklärt werden, welche die verinnerlichte Erwartung von feindseligen, unzuverlässigen oder abweisenden Reaktionen auf Bedürfnisse beinhalten, was dann auch auf die Interaktion mit anderen Personen übertragen wird. Viele Kinder verhalten sich dann auch so, dass sie eine Bestätigung ihrer Erwartung erhalten oder blenden Erfahrungen, die von

ihren inneren Beziehungsmodellen gravierend abweichen, aus. (vgl. Egeland, B. 2002, 319)

Im Erwachsenenalter wurde bei misshandelten und vernachlässigten Personen häufiger Gewalttätigkeit insbesondere bei Männern, Drogenmissbrauch, schwerer Alkoholismus, Angst, Suizidalität, Depressionen und psychosomatische Erkrankungen beobachtet. (vgl. Dornes, M. 1997, 231-233)
Eine weitere Studie zu den Folgen von Misshandlung konnte ein neunfach erhöhtes Risiko für die Ausbildung schwerer Persönlichkeitsstörungen im jungen Erwachsenenalter nachweisen. (vgl. Fonagy, P. 2006, 283 nach Johnson, J. G./Cohan, P./Brown, J./u. a. 1999)
Für misshandelnde und vernachlässigende Eltern konnte gezeigt werden, dass ihre Wahrnehmung des Kindes negativer ist. Es wurde vermehrt absichtsvoll böswilliges Verhalten unterstellt, Erfolge des Kindes wurden auf externe Faktoren zurückgeführt und diese Eltern fühlten sich oft hilflos. (vgl. Dornes, M. 1997, 235-236)
Einige Studien untersuchten auch den Unterschied zwischen misshandelten Eltern, welche die Misshandlung wiederholten und denen, die diese nicht weitergaben. Dabei zeigte sich, dass diejenigen, die einer Wiederholung unterlagen, schlechter sozial eingebunden und mehr isoliert waren sowie nicht offen und emotional über die Misshandlung in ihrer Kindheit sprechen konnten. (vgl. ebd., 239-242)
Es konnte auch festgestellt werden, dass die Eltern, welche den Misshandlungszyklus durchbrachen, in ihrer Kindheit emotionale Unterstützung erhielten, z. B. durch Verwandte oder Pflegeeltern und im Erwachsenenalter in einer stabilen und unterstützenden Partnerschaft lebten. (vgl. Egeland, B. 2006, 318-319)
Des Weiteren ergaben einige Untersuchungen, dass ein Grossteil misshandelnder Eltern die Misshandlung fortsetzte, auch wenn sie sich in Behandlung befanden. (vgl. Dornes, M 1997, 242) Es wurde auch festgestellt, dass in Hoch-Risiko-Familien, d. h. in Familien mit verschiedenen kumulativ wirkenden Problemen, z. B. finanzielle Schwierigkeiten, soziale Isolation, chaotische häusliche Verhältnisse, Konflikte eine Veränderung des Elternverhaltens gegenüber den Kindern wesentlich schwieriger zu erreichen ist, als in Familien mit weniger Problemen. (vgl. Egeland, B. 2006, 315-316)

Die bereits erwähnte bindungsorientierte Studie an Heimkindern von R. Schleiffer (2001) untersuchte ebenfalls das Vorhandensein von Psychopathologien. Dabei zeigte sich, dass ca. 50 % über deutliche psychopathologische Auffälligkeiten verfügten. (vgl. Schleiffer, R. 2001, 114)

Weiterhin konnten Studien den Zusammenhang von unsicheren Bindungsrepräsentationen und Depressionen nachweisen. Gleichzeitig zeigte sich, dass depressive Bindungspersonen meist unsicher gebundene Kinder haben. (vgl. Murray, L./Dymond, M./Cooper, P. J. 2006, 331)

3.3.6 Psychotraumatologie

Die Untersuchungen der Psychotraumatologie haben neben den Ursachen für die Entstehung von Traumata vorrangig das Auftreten bestimmter psychopathologischer Symptome, die durch unverarbeitete Traumata in Erscheinung treten können, erforscht. (vgl. Brisch, K. H./Hellbrügge, T. 2003, 7)
Ein Trauma kann als Angriff gewertet werden, bei dem die gesamte soziale, biologische und psychische Existenz bedroht wird. Dieser Angriff kann zu einer anhaltenden Dysfunktion führen, welche zwischenmenschliche, psychische, physische und neurobiologische Bereiche betreffen können. (vgl. Riedesser, P. 2003, 161)
Ein Trauma ist ein „[…] vitales Diskrepanzerlebnis zwischen bedrohlichen Situationsfaktoren und individuellen Bewältigungsmöglichkeiten, welches mit dem Gefühl der Hilflosigkeit und schutzlosen Preisgabe einhergeht und so eine dauerhafte Erschütterung von Selbst- und Weltverständnis bewirkt." (Riedesser, P. 2003, 161 zit. nach Fischer G./Riedesser, P. 1999)
Ereignisse, die Bedrohung, Angst und Ausweglosigkeit beinhalten, können zum Trauma werden. (vgl. Hofmann, A./Besser, L.-U. 2003, 179)
Anhand der Traumadefinition besitzen massive Vernachlässigung, körperliche, emotionale und sexuelle Misshandlung, das Miterleben schwerer Gewalt, massive Trennungserlebnisse, schwere Erkrankungen und Tod innerhalb der Familie das höchste Traumatisierungspotential. Ob eine Traumatisierung auf ein bestimmtes Ereignis eintritt, ist abhängig vom aktuellen kognitiven, emotionalen und sozialen Entwicklungsstand, von der Konstellation der Situation und vom Vorhandensein protektiver sowie weiterer belastender Faktoren.
Insbesondere Kinder können durch einmalige Ereignisse (Typ I) oder durch mehrere, kumulativ wirkende Ereignisse, die einzeln keine Auswirkungen hätten (sequentielle Traumatisierung/Typ II), traumatisiert werden. Der Entwicklungsstand des Kindes beeinflusst die Interpretation einer Situation, welche die Grundlage für Auswahl und Einsatz von Bewältigungsstrategien darstellt. Die Verfügbarkeit von Bewältigungsstrategien bestimmt das Auftreten von Belastungssymptomen und deren Dauer. (vgl. Riedesser, P. 2003, 161–162)
Werden die Erkenntnisse der Bindungsforschung hierbei mit einbezogen, dann ist davon auszugehen, dass extrem beängstigende Ereignisse, die einem Trauma zugrunde liegen, das Bindungssystem maximal aktivieren. Vor allem Kinder möchten sich biologisch begründet der Bindungsfigur in dieser Situation schutzsuchend nähern, ist diese aber gleichzeitig die Quelle der Gefahr, die es zu meiden gilt, entsteht eine

paradoxe Situation. Die Kennzeichen der Desorganisation spiegeln dieses Dilemma wieder. (vgl. Brisch, K. H. 2000, 93-94)
Traumata können zu dissoziativen Bewältigungsmechanismen, wie De-Personalisation[19] oder De-Realisation[20] führen. (vgl. Riedesser, P. 2003, 164) Das Resultat der Dissoziation ist ein tranceartiger Zustand, wie er bei desorganisiert gebundenen Kindern auftreten kann, der mit Erinnerungslücken, Verfolgungserleben, Angst- und Panikreaktionen, die durch plötzlich auftretende Erinnerungen ausgelöst werden, einhergehen kann. Aus der Abspaltung des Körpers, der als fremd und nicht dazugehörig wahrgenommen wird, kann sich autodestruktives Verhalten entwickeln, was bei jugendlichen Opfern physischer und sexueller Gewalt häufig beobachtet wird. Sinn dieser Handlung ist sich durch den Schmerz lebendig zu fühlen und der Anblick des Blutes beendet den tranceartigen Zustand. Auslöser ist häufig eine Trennungssituation. (vgl. Hirsch, M. 2000, 79-87)
In einer Studie an jugendlichen Mädchen mit autodestruktivem Verhalten wurde in 66 % der Fälle ein sexueller Missbrauch innerhalb der Familie erkannt. (vgl. Hirsch, M. 2000, 86 nach Sachsse, U. 1987)
Eine weitere Bewältigungsstrategie ist die Identifikation mit dem Täter, die „[...]Introjektion der Schuldgefühle, [...]." (ebd., 80) Damit die Familie erhalten bleibt und weiter akzeptiert werden kann, geben sich Kinder selbst die Schuld an dem Geschehen. Sie verinnerlichen, dass sie es so verdient haben, was ihnen von den Tätern auch so vermittelt wird. Die daraus resultierenden Folgen sind schwere Selbstwertprobleme, Selbstbestrafungstendenzen und starke Schuldgefühle, deren Entstehung nicht nur aus dem Wunsch nach externer Hilfe, was die Zerstörung der Familie zur Folge haben kann, sondern u. a. auch aus der Rollenumkehr, die insbesondere für Inzestfamilien typisch ist, begünstigt wird. Die Rollenumkehr zeichnet sich dadurch aus, dass dem Kind die Verantwortung für die Befriedigung des Täters und meist auch für den Haushalt sowie ggf. für jüngere Geschwister auferlegt wird. Dieser Anforderung kann ein Kind nicht gerecht werden und es entstehen weitere Schuldgefühle, die durch Vorwürfe der Eltern noch gesteigert werden. Im Erwachsenenalter sind die Auswirkungen dieser Identifikation mit dem Täter häufig geschlechtsspezifisch unterschiedlich. Frauen verharren oft in der Opferrolle, geben sich unterwürfig und wählen Partner die ihr Selbstbild bestätigen. Aufgrund der männlichen Sozialisation, also

---

19 De-Personalisation, d. h. die Person ist nicht mehr am Geschehen beteiligt, sondern beobachtet sich selbst von außen oder sie fällt in Verhaltensweisen aus früheren Entwicklungsstufen zurück. (vgl. Riedesser, P. 2003, 164)

20 De-Realisation, d. h. die Person sieht sich an einem anderen Ort, in einer anderen Situation, kann aber Realität und Einbildung nicht mehr unterscheiden. (vgl. Riedesser, P. 2003, 164)

der Vermittlung, dass Männer dominant, stark und überlegen sein sollen, tendieren misshandelte und missbrauchte Jungen im Erwachsenenalter dazu die Gewalt an Schwächeren zu wiederholen und ihren Opfern die Schuld zuzuschreiben. (vgl. ebd., 80–82; 87)
Des Weiteren wiederholen traumatisierte Kinder oftmals das Erlebte endlos oder reinszenieren Teile in automatisierten Verhaltensmustern, was als Versuch gewertet wird die traumatische Erfahrung zu integrieren, d. h. das Erlebte nach und nach zu verarbeiten, was oftmals scheitert. (vgl. Riedesser, P. 2003, 169)
Häufig werden bei traumatisierten Kindern im Vorschulalter, die sich in klinischer Behandlung befinden, zwanghaftes Fürsorgeverhalten, Überangepasstheit und Hilflosigkeit oder aggressives Drohverhalten beschrieben. Im Entwicklungsverlauf können sich die psychopathologischen Auffälligkeiten verändern und erweitern, z. B. zu bestrafendem, drohendem bis paranoidem Verhalten und starkem Rückzug. Gleichzeitig wurde bei diesen Kindern und Jugendlichen eine Beeinträchtigung der kognitiven Fähigkeiten, trotz guter Intelligenz und Probleme in der Affektsteuerung mit starker Tendenz zu Impulshandlungen beobachtet. (vgl. Brisch, K. H. 2000, 95)
Diese Verhaltensauffälligkeiten können Symptome einer Bindungsstörung sein. Der Zusammenhang von Traumata und Bindungsstörungen konnte in verschiedenen Längsschnittstudien nachgewiesen werden. (vgl. Brisch, K. H./Hellbrügge, T. 2003, 7) Grundlegend für eine Bindungsstörung ist eine schwere Fragmentierung oder Zerstörung des inneren Arbeitsmodells von Bindung, auch wenn unterschiedliche Symptome auftreten können. Bindungsstörungen stellen eine schwerwiegende Form emotionaler Störungen dar. (vgl. Brisch, K. E. 2003, 114)
Die Störung des Bindungsverhaltens zeigt sich in einem konstanten Verhaltensmuster, welches nicht nur in belastenden Situationen auftritt. Die Kinder entwickeln andere Verhaltens- und Überlebensstrategien, die den Bindungskontext verwischen, z. B. können schwere Formen emotionaler und körperlicher Vernachlässigung und Misshandlung sowie wiederholte Verluste von Bindungspersonen, was eine permanente Traumatisierung bedeutet, zu Rückzugsverhalten, stereotypen Bewegungen und autodestruktivem Verhalten führen. (vgl. Brisch, K. E. 2003, 108–109)
Es gibt verschiedene Formen von Bindungsstörungen.

1. Bindungsstörung ohne Bindungsverhalten ist eine Extremform, die bei massiven wiederholten Traumata, z. B. schwere Misshandlung mit Todesdrohung durch eine Bindungsperson, auftreten kann. Diese Kinder wenden sich selbst in sehr bedrohlichen Situationen an niemanden mehr.

2. Bindungsstörung mit aggressivem Bindungsverhalten äußert sich in sehr aggressivem Kontakt- und Beziehungsverhalten, welches das Resultat mehrfacher Ablehnung der Bindungswünsche des Kindes sein kann. Diese Kinder stellen die Nähe zu potentiellen Bindungspersonen, nach denen sie permanent suchen, aber gleichzeitig Angst vor erneuter Enttäuschung haben, über verbale und körperliche Aggressivität her. Werden die versteckten Bindungswünsche entdeckt, beruhigen sich diese Kinder sehr schnell, was aber durch das aggressive Verhalten oft behindert wird und häufig bei Erwachsenen und Gleichaltrigen zur Ablehnung führt.
3. Bindungsstörung mit Promiskuität kann auftreten, wenn Kinder extrem vernachlässigt wurden und häufigen Trennungen oder wechselnden Heimunterbringungen ausgesetzt waren. Diese Kinder verhalten sich auch gegenüber völlig fremden Personen absolut vertraut, unterschiedslos freundlich und suchen in Angstsituationen bei jeder erreichbaren Person auch körperliche Nähe. Besonders kennzeichnend ist die Austauschbarkeit von Personen, denen Bindungsverhalten gegenüber gezeigt wird.
4. Bindungsstörung mit Rollenumkehr findet sich bei Kindern, die an eine spezifische Bindungsperson gebunden sind, diese aber nur phasenweise emotional und physisch verfügbar ist, z. B. bei Suchterkrankungen, schweren Depressionen, Borderline-Störung[21], was als chronische Mikrotraumata bezeichnet wird. Im Verlauf dieser Erkrankungen kann es auch zu chronischer Vernachlässigung der Kinder kommen, wobei diese jedoch zuvor ein Bindungsmodell entwickeln konnten. Kennzeichen dieser Störung ist das Bestreben die emotionale Stabilität der Bindungsperson so gut wie möglich aufrechtzuerhalten, indem das Kind die sorgende, tröstende, überwachende und schützende Rolle übernimmt. Das Kind wird zur sicheren Basis für die Bindungsperson, was aber mit der Verleugnung oder Aufgabe der kindlichen Bedürfnisse einhergeht. Zu einer Bindungsstörung mit Rollenumkehr kann es auch bei sexuellem Missbrauch und bei Misshandlung kommen. (vgl. Brisch, K. H. 2000, 97–99)
   Für das Erwachsenenalter kann daraus resultieren, dass das Gefühl von Sicherheit in einer Beziehung nur durch das ständige Versorgen eines anderen erreicht werden kann. (vgl. Brisch, K. H. 2003, 112–113)

---

21 Die Borderline-Störung ist gekennzeichnet durch extrem impulsives Verhalten, welches nicht kontrolliert werden kann, massive Stimmungsschwankungen, häufig begleitet von Aggressivität, chronisches Gefühl der Leere, emotionale Erstarrung, welche oftmals mit Hilfe von Selbstverletzungen und Suizidversuchen beseitigt werden soll. (vgl. Dresler, K. 2004)

Der Großteil dieser Kinder ist nicht in der Lage bis zum Erwachsenenalter die Fähigkeit zur zielkorrigierten Partnerschaft zu entwickeln. (vgl. Brisch, K. H. 2000, 95)

Eine weitere psychopathologische Störung, die in Zusammenhang mit Traumata steht, ist die Posttraumatische Belastungsstörung (PTBS). Für Erwachsene wird dieses Störungsbild durch vier verschiedene Kriterien in der diagnostischen Klassifikation erfasst.
Ereignisse, die als subjektiv lebensbedrohlich erlebt werden, z. B. Unfälle, Gewalterfahrungen gelten als A-Kriterium. Das Auftauchen schlagartiger Erinnerungen oder Erinnerungsfragmente an das belastende Ereignis, die einen affektiven, visuellen, auditiven oder taktilen Charakter haben können, bilden das B-Kriterium. Zeigt sich daraufhin ein Vermeidungsverhalten gegenüber Auslösern solcher Erinnerung, entspricht dies dem C-Kriterium. Als D-Kriterium gelten Amnesien (D1-Symptomatik) und Übererregung (D2-Symptomatik), die z. B. durch Ein- und Durchschlafstörungen, starke Schreckhaftigkeit, Konzentrations- und Aufmerksamkeitsdefizite sowie durch Aggressivität gekennzeichnet sein kann.
Bei Kindern, insbesondere bei Kleinkindern, ist aufgrund ihres Entwicklungsstandes davon auszugehen, dass sie wesentlich sensibler gegenüber traumatischen Ereignissen sind als Erwachsene und deshalb wahrscheinlich häufiger eine PTBS ausbilden.
Bei Kindern und Jugendlichen mit einer PTBS gibt es entscheidende Unterschiede im Vergleich zu Erwachsenen mit der gleichen Störung. Kinder und Jugendlichen erfüllen nur selten alle formalen Kriterien einer PTBS. Symptomwechsel vollziehen sich bei ihnen wesentlich schneller und stärker, z. B. zwischen Übererregung und Dissoziation. Intrusive Erinnerungen (B-Symptomatik) sind bei Kindern und Jugendlicher versteckter. Zudem zeigen sie andere Symptomgruppen, deren Ausprägung vom Alter und dem Entwicklungsstand abhängig ist und sich mit der weiteren Entwicklung verändert. (vgl. Hofmann, A./Besser, L.-U. 2003, 173-174)
Das Auftreten weiterer Störungsbilder, die zusätzlich zur Kernsymptomatik der PTBS in Erscheinung treten, nimmt bei chronisch traumatisierten Kindern mit der Zeit immer mehr zu, was die Diagnose einer PTBS stark erschwert. Weitere psychopathologische Störungen von Kindern und Jugendlichen sind u. a. aggressive Störungen, Angststörungen, somatoforme Störungen, dissoziative Störungen, Sucht und autodestruktives Verhalten. (vgl. ebd., 175)
Hofmann, A. und Besser, L.-U. (2003, 199) vermuten, dass PTBS an Kindern und Jugendlichen in Deutschland deutlich unterdiagnostiziert sind und dass der Hintergrund von Konzentrationsstörungen, Hyperaktivitätssymptomen und aggressivem Verhalten im Schulalter häufig

eine PTBS ist, die jedoch als hyperkinetisches Syndrom missverstanden und nur medikamentös behandelt wird.
Des Weiteren wird bei der Borderline-Persönlichkeitsstörung regelhaft eine zugrunde liegende schwere Traumatisierung durch Gewalterfahrungen und sexuellen Missbrauch angenommen, da dies häufig von dieser Patientengruppe berichtet wird. (vgl. Hirsch, M. 2000, 77; vgl. Brisch, K. H. 2000, 94) In klinischen Studien wurden Zusammenhänge zwischen unsicheren, insbesondere desorganisierten Bindungsrepräsentationen und Borderline-Persönlichkeitsstörungen sowie Suizidneigungen festgestellt. Die Ähnlichkeiten der Borderline-Störung mit bestimmten Bindungsstörungen führten dazu, dass mittlerweile diskutiert wird, ob es sich bei der Borderline-Störung im Grunde um eine Bindungsstörung handelt. (vgl. Brisch, K. H. 2000, 94-96)
Weitere Ausdrucksformen einer Traumatisierung können regressive Symptome oder die bereits in den Abschnitten 2.3.1 bis 2.3.3 genannten Symptome sein.
Insgesamt handelt es sich immer um Bewältigungs- bzw. Abwehrstrategien, die bei sich wiederholenden Traumata chronisch werden können. (vgl. Hirsch, M. 2000, 79)
Bezüglich der Langzeitfolgen betont Riedesser, P (2003, 170), dass psychische Traumatisierungen zu lebenslangen psychopathologischen Belastungen führen können und auch „[...] zu Kriminalität, Militarismus, Terrorismus und barbarischen Erziehungsideologien beitragen, die dazu führen, dass Traumatisierung von Generation zu Generation weitergegeben wird."
Erwähnenswert bezüglich der therapeutischen Traumatabehandlung sind die allgemein geltenden Grundlagen. Zum Ersten bedarf es vor der Behandlung einer Phase der körperlichen, sozialen und psychischen Stabilisierung und zum Zweiten ist eine sichere therapeutische Beziehung nötig. (vgl. Hofmann, A./Besser, L.-U. 2003, 176)

3.3.7 Neurobiologie

Beachtenswerte Erkenntnisse liefert auch die neurobiologische Forschung am Menschen. Die frühkindliche Entwicklung ist gekennzeichnet durch eine charakteristische Abfolge der funktionellen Reifung sowie durch den Erwerb von Fähigkeiten und Fertigkeiten, was auf der Verhaltensebene beobachtet werden kann.
Die Hirnentwicklung, die dieser sichtbaren Reifung zugrunde liegt, ist dabei ein selbstorganisierender Prozess, d. h. die Nervenzellen besitzen ein genetisch festgelegtes, aber auch charakteristisches Spektrum von Entwicklungsoptionen, die durch das Auftreten neuer Bedingungen genutzt werden. Eine Weiterentwicklung des Gehirns basiert nur auf dem Vorhandensein neuartiger Bedingungen, d. h. durch veränderte

Einflüsse werden die Nervenzellen veranlasst Optionen zu nutzen und auszuschöpfen, um die neuen spezifischen Anforderungen zu bewältigen. Welche Optionen dabei noch zur Verfügung stehen, hängt vom Grad der bisherigen Spezialisierung der Zelle ab, d. h. neue synaptische Verschaltungen und neuronale Verbindungen können nur auf der Basis und im Rahmen schon bestehender Muster gebildet und stabilisiert werden.
Vor der Geburt werden neue Bedingungen vom Gehirn, z. B. durch Verschaltung von Nervenzellen, Ausschüttung von wachstumsstimulierenden Stoffen selbst verursacht. Sobald das Gehirn Kontakt zur Außenwelt erlangt, wird es zunehmend von sensorischen Inputs abhängig, die Erregungsmuster auslösen. Bestimmte neuronale Verschaltungen werden durch einen spezifischen sensorischen Input stabilisiert, bleibt dieser Input aus folgt Destabilisierung. Ist der Input zu stark, kann er dominierend für den Ausbau weiterer neuronaler Verbindungen sein. Mit der Entwicklung assoziativer neuronaler Verbindungen werden die Erregungszustände wieder unabhängiger von der aktuellen Wahrnehmung, d. h. die Erregungsmuster werden im assoziativen Cortex generiert und so zu inneren Repräsentationen der Außenwelt, die bestehende neuronale Verbindungsmuster weiter stabilisieren. (vgl. Hüther, G. 2003, 94–96) Die Hirnentwicklung ist abhängig von individuellen Erfahrungen, d. h. Stabilisierung und Entwicklung neuronaler Verbindungen werden von anhaltenden Veränderungen des sensorischen Inputs, der physikalischen, nutritiven (ernährungsbedingten) oder metabolischen (stoffwechselbedingten) Variablen oder der Unvereinbarkeit von Vorstellungen, Erwartungen sowie Grundhaltungen mit der realen Wahrnehmung beeinflusst. Deutliche Veränderungen der Entwicklungsbedingungen werden als Störung bestehender neuronaler Verschaltungsmuster und Regelkreise interpretiert und lösen gegenregulatorische Mechanismen im Gehirn aus, welche als Stressreaktion bezeichnet werden. Während dieser Reaktion werden vermehrt Neurotransmitter und Neuromodulatoren ausgeschüttet und unterschiedliche Systeme aktiviert. Dies führt zu umfassenden Veränderungen, z. B. der metabolischen und hormonellen Bedingungen innerhalb des Gehirns. Einige dieser Prozesse begünstigen den Um- und Ausbau synaptischer und neuronaler Verschaltungen.
Abhängig von der individuellen Bewertung der Kontrollierbarkeit des Stressors werden unterschiedliche Antwortmechanismen aktiviert. Bei einer kontrollierbaren Stressreaktion sind Verschaltungen vorhanden, die zur Beseitigung des Stressors geeignet, aber noch nicht ausreichend effizient sind. Es kommt zu einer unspezifischen Aktivierung kortikaler und limbischer Strukturen, die das zentrale und periphere noradrenerge System stimulieren. Wird eine Lösung auf die neuartige

Anforderung gefunden, also die Belastung bewältigt, erlischt die unspezifische Aktivierung und die Effizienz der beanspruchten neuronalen Verbindungen wird gesteigert, was sich in modifizierten Erwartungshaltungen ausdrücken kann.

Ist eine Bewältigung der Anforderung mit den erworbenen Reaktionen und Strategien einer Person nicht möglich, folgt die Aktivierung eines Systems, welches die Nebennierenrinde zu einer massiven Ausschüttung von Cortisol anregt. Die daraus folgenden physiologischen Veränderungen tragen zur Destabilisierung neuronaler Verschaltungen bei und können zur Auslöschung erlernter Verhaltensreaktionen und damit zu grundlegenden Veränderungen im Denken, Handeln und Fühlen führen, durch die Reorganisation und Neuorientierung. (vgl. ebd., 96–100)

Kinder nehmen im Normalfall eine unkontrollierbare Stressreaktion als einen schleichenden Prozess wahr, der zunehmend bedrohlicher wird. Daraus folgt, dass auch neuronale Destabilisierungsprozesse langsam verlaufen. Sichtbar wird dies oft in einem Entwicklungsstillstand oder der Regression von bestehenden Kompetenzen. Während dieses fortschreitenden Prozesses finden Kinder neue Denk- und Verhaltensmuster, die zur Bewältigung eingesetzt werden. Ist eine dieser Bewältigungsstrategien nach der subjektiven Bewertung erfolgreich, wird die unkontrollierbare Stressreaktion in eine kontrollierbare umgewandelt und der Destabilisierungsprozess erliegt. Die neugebahnten neuronalen Verschaltungen äußern sich in einem veränderten Denken, Fühlen und Handeln.

Gelingt die Bewältigung nicht, führen die Destabilisierungsprozesse zum Zusammenbruch von, z. B. neuronalen und immunologischen Regelmechanismen. Die Folge sind unterschiedliche physische und psychische Störungen.

Treffen schwere Belastungen plötzlich und unerwartet ein, bleibt kaum Zeit die Destabilisierung zur Reorganisation zu nutzen, was zu irreversiblen Schäden durch die Degeneration von Dendriten und Nervenzellen, insbesondere im Hippocampus führen kann. Diese Destabilisierung kann lebensbedrohlich sein, wenn nach der traumatischen Erfahrung die unkontrollierbare Stressreaktion nicht aufgehalten werden kann. Problematisch ist, dass die bisherigen Bewältigungsstrategien des Kindes nicht funktionieren, die Kontrollüberzeugung verschwindet und, wenn das Trauma durch eine Bezugsperson ausgelöst wurde, ist die psychosoziale Sicherheit nicht mehr gegeben. In der Konsequenz versucht das Kind die traumatische Erfahrung durch gezielt veränderte Verarbeitung und Wahrnehmung der Umwelt abzukoppeln. Wird die Stressreaktion kontrollierbarer, werden die daran beteiligten neuronalen Verbindungen gebahnt und gefestigt. (vgl. ebd., 101–102) Durch die ständig aufflammenden Erinnerungen oder erneute traumatische Er-

fahrungen werden die subjektiv erfolgreichen Bewältigungsstrategien wiederholt eingesetzt, was „[...]immer breiter und effektiver werdende zentralnervöse »Umgehungsstraßen« und »Umleitungen«, »Verbotszonen« [...]" zur Folge hat. (ebd., 103) Mögliche Konsequenzen dieser Bahnungen können die permanente Unterdrückung emotionaler Reaktionsfähigkeit, die Nichtabrufbarkeit der traumatischen Erinnerung, Zwanghaftigkeit und selbstgefährdendes Verhalten sein. (vgl. ebd., 103)
Anhand der Ergebnisse dieser Forschungsrichtung werden den frühkindlichen Erfahrungen von Sicherheit im sozialen Umfeld und Selbstwirksamkeit eine wichtige unterstützende Funktion bei einer optimalen Hirnentwicklung beigemessen. (vgl. ebd., 100)
Andere Studien an Erwachsenen konnten bei der PTBS funktionelle Gehirnveränderungen nachweisen. Vor allem waren limbische Strukturen des Großhirns, insbesondere um den Mandelkern (Amygdala) und den Hippocampus betroffen, welche emotionale autobiografische Erinnerungen verarbeiten, was eine Erklärung für die Nichtverfügbarkeit von Erinnerungen liefert. (vgl. Hofmann, A./Besser, L.-U. 2003, 175)

Werden die Erkenntnisse der verschiedenen Forschungsrichtungen, welche hier nur verkürzt und auszugsweise dargestellt werden konnten, grob zusammengefasst, lässt sich als wichtigste Schlussfolgerung daraus ableiten, dass Umweltfaktoren auf die Entwicklung der Persönlichkeit und von Psychopathologien einen starken Einfluss haben, selbst unter Einbezug genetischer Unterschiede. (vgl. Bowlby, J. 2002, 19) Die verschiedenen Studien zeigen, trotz unterschiedlicher Stichproben, Designs, Erhebungsmethoden und Zeitpunkte übereinstimmend, dass schwere psychosoziale Belastungen insbesondere Einfluss auf die soziale und emotionale Entwicklung, aber auch auf die kognitive Entwicklung ausüben können.
Es ist deutlich erkennbar, dass Misshandlung, Vernachlässigung, sexueller Missbrauch und häufige unvermittelte Trennungen ein hohes Traumatisierungspotential haben. Traumata werden allgemeingültig als erheblicher Risikofaktor bei der Entstehung psychopathologischer Störungen angesehen, vor allem wenn traumatische Erfahrungen in den ersten Lebensjahren über einen längeren Zeitraum bestehen. (vgl. Brisch, K. H./Hellbrügge, T. 2003, 7; 108)
Gleichzeitig zeigt sich, dass prinzipiell von einem Wechselspiel zwischen individuellen Faktoren und sozialen Einflüssen ausgegangen werden muss. Fehlanpassungen und psychische Störungen sind kein zwingendes Resultat, auch wenn schwere Belastungen in der Vergangenheit vorhanden waren oder aktuell bestehen. Die Bewältigung belastender Erfahrungen und aktueller Ereignisse ist oft abhängig von u. a. der Wahrnehmung und der Interpretation der Situation, vom Selbstwertgefühl, von der Überzeugung selbstwirksam handeln zu können und

von externen Einflüssen, wobei der emotionalen Unterstützung durch eine Bindungsperson besondere Bedeutung beigemessen werden kann. (vgl. Zimmermann, P. 2002, 203) Für die Entwicklung der zuvor genannten individuellen Schutzfaktoren können ebenfalls externe Einflüsse überwiegend verantwortlich gemacht werden. Eine sehr wichtige Grundlage bildet die frühkindliche Erfahrung über eine verlässliche und feinfühlige Bezugsperson zu verfügen, wobei diese Bindungsperson, wie es das Konzept der Feinfühligkeit impliziert, auch das Potential hat Eigenheiten, z. B. ein schwierigeres Temperament zu kompensieren. Insgesamt besteht eine Übereinstimmung darin, dass eine sichere Bindung insbesondere in der frühen Kindheit einen bedeutenden Schutzfaktor für eine erfolgreiche Entwicklung darstellt, wobei auch hier eine Abhängigkeit vom Zusammenspiel verschiedener Risiko- und Schutzfaktoren gegeben ist. Des Weiteren wird deutlich, dass einmal eingeschlagene Entwicklungswege nicht beständig sein müssen, sondern durch neue, aber konstante Erfahrungen, die auch im späteren Entwicklungsverlauf gemacht werden können, veränderbar sind. Allerdings ist dies ein zeitintensiver und schwieriger Prozess, wie die neurobiologischen Erkenntnisse zeigen.

4. Bindungstheoretische Erkenntnisse und Praxis der Kinder- und Jugendhilfe

Der Einfluss der Bindungstheorie und -forschung auf die Entwicklung der Heim- und Pflegefamilienerziehung im europäischen Raum ist schwer zu übersehen.
Bis in die 1930iger Jahre wurde den psychischen Bedürfnissen insbesondere von Kleinkindern kaum Beachtung geschenkt. Es dominierte die Heimerziehung, welche gekennzeichnet war durch Massenversorgung, wobei sich der Kontakt zu den Erwachsenen auf die körperliche Pflege beschränkte, Monotonie und Reizarmut. Die räumlichen Kapazitäten, die Personalausstattung und die Gestaltung der Räume waren äußerst gering. Es herrschte eine Verlegungspraxis, bei der die Kinder vom Säuglingszimmer in die Krabbelgruppe, dann in ein Heim für Vorschulkinder und mit Schuleintritt wieder in ein anderes Heim verlegt wurden, was Beziehungsabbrüche unvermeidlich machte. Die Beobachtungen und Untersuchungen von u. a. Bowlby und Spitz verdeutlichten die negativen Auswirkungen dieser Praxis auf die Persönlichkeitsentwicklung und die kognitive Entwicklung von Kindern, vor allem wenn die Heimeinweisung in der frühen Kindheit erfolgte. Gleichzeitig wurde erkannt, dass diese Schädigungen nicht unausweichlich waren. (vgl. Abschnitt 3.2, 57–59) In der Konsequenz setzte sich allmählich die Einsicht durch, dass Heimeinweisungen vor allem in der frühen Kindheit weitestgehend zu vermeiden, Alternativen zu schaffen und Veränderungen in der Gestaltung der Heimerziehung nötig sind. (vgl. Unzner, L. 2002, 335-337, vgl. Schleiffer, R. 2001, 77)

Speziell für Deutschland ist ein Einfluss der Bindungstheorie und -forschung auf die Entwicklung der Heim- und Pflegefamilienerziehung nicht eindeutig zu erkennen. Gravierende Veränderungen in der Fremdplatzierungspraxis und in der Gestaltung der Heimerziehung setzten in Deutschland Ende der 1960iger Jahre im Zuge der sog. Heimkampagne ein. In diesem Zusammenhang erfolgten auch der Ausbau des Pflegekinder- und Adoptionswesens und die verstärkte Nutzung der Pflegefamilie als stationäre Hilfe, was der prozentuale Zuwachs von 28 % auf 45 % zwischen 1970 und 1975 deutlich zeigt. (vgl. Schleiffer, R. 2001, 78; vgl. Unzner, L. 2002, 337; vgl. Biermann, B. 2001, 610–611)
Bowlbys Bindungstheorie, die in einer Trilogie verfasst worden war, wurde allerdings erst in den 1970er Jahren ins Deutsche übersetzt. (vgl. Schleiffer, R. 2001, 78)
Obwohl nicht zu klären ist, inwieweit die Bindungstheorie und -forschung die Ende 1960 einsetzenden Veränderungen mit beeinflusste, ist deren Beitrag zum gegenwärtigen Stand der Vermittlung in stationäre Hilfen sowie deren Gestaltung unbestreitbar. Zum einen zeigt sich dies

in verschiedenen Gesetzestexten, welche die Beachtung emotionaler Bindungen betonen, z. B.:

- § 33 SGB VIII („Vollzeitpflege"),
- § 37 Abs. 1 SGB VIII, welcher u. a. die Förderung der Beziehung zur Herkunftsfamilie sowie die Möglichkeit der Rückkehr beinhaltet, und
- § 1685 Abs. 2 BGB („Umgang des Kindes mit anderen Bezugspersonen"), der betont, dass Personen, welche nicht die leiblichen Eltern sind, ein Recht auf Umgang haben, wenn das Kind längere Zeit bei ihnen lebte und es dem Wohl des Kindes dient. (vgl. Abschnitt 2.1.1, 16–17; vgl. Abschnitt 2.1, 15)

Zum anderen verdeutlichen die gegenwärtigen Grundprinzipien, wie u. a.:

- die weitgehende Vermeidung von Fremdplatzierungen,
- die vermehrte Unterbringung jüngerer Kinder in Vollzeitpflege, wenn eine Unterbringung außerhalb des Elternhauses unvermeidlich erscheint sowie
- die Orientierung an positiven Beziehungen zur Herkunftsfamilie, was ein Auswahlkriterium bei der Entscheidung Vollzeitpflege oder Heimerziehung darstellt, und
- auch die Ausdifferenzierung der Heimerziehung, welche Formen mit verstärkt familienorientierter Konzeption hervorbrachte, (vgl. Abschnitt 2.2, 19–20; vgl. Kap. 2, 9–10; vgl. Abschnitt 2.4, 31–33)

den Einfluss der Bindungstheorie und -forschung auf die stationären Hilfen.

Nachfolgend wird in einem ersten Schritt der Versuch unternommen einige Verhaltensweisen und Entwicklungsverläufe von Heim- und Pflegekindern überwiegend anhand von Erkenntnissen der Bindungsforschung zu erklären, was den Beitrag bindungstheoretischer Erkenntnisse für das bessere Verständnis der Problematik von Heim- und Pflegekindern verdeutlichen kann.
Im Anschluss werden verschiedene Aspekte in der Praxis stationärer Hilfen zur Erziehung beleuchtet, welche unter Beachtung der Forschungsergebnisse veränderungsbedürftig sind. Gleichzeitig soll versucht werden aus den vorgestellten Forschungsergebnissen mögliche Alternativen abzuleiten.

4.1 Erklärungen der Verhaltensweisen und Entwicklungsverläufe von Heim- und Pflegekindern auf Grundlage der Forschungsergebnisse

Anhand der Anlässe, welche die Notwendigkeit einer Unterbringung außerhalb der Herkunftsfamilie nach den § 33 SGB VIII und § 34 SGB VIII oder einer Inobhutnahme hauptsächlich begründen, ist zu erkennen, dass der überwiegende Anteil der Kinder und Jugendlichen, die in Obhut genommen sowie in Vollzeitpflege oder Heimerziehung untergebracht wurden und werden, über negative Erfahrungen mit der Herkunftsfamilie verfügt. Vernachlässigung und/oder Misshandlung sind als Erfahrungen anzusehen, die bei der Mehrzahl von Heim- und Pflegekindern den Hintergrund der stationären Hilfe und auch häufig der Inobhutnahme bilden. (vgl. Abschnitt 2.3, 25–26)
Des Weiteren zeigt sich, dass die meisten Heim- und Pflegekinder aus oftmals strukturell unvollständigen, sozial und ökonomisch benachteiligten Familien stammen. (vgl. Abschnitt 2.2, 21–22; vgl. Abschnitt 2.3, 25–26)
Der Großteil der Heim- und Pflegekinder war demnach bereits in der Herkunftsfamilie einer Vielzahl psychosozialer Risikofaktoren ausgesetzt, welche vermehrt zu sozialemotionalen und kognitiven Defiziten führen können, wie die entwicklungspsychopathologische Forschung nachweisen konnte. Das Vorliegen einer psychosozialen Hochbelastung, wie sie bei den meisten Heim- und Pflegekindern vorlag, steigert die Auftretenswahrscheinlichkeit dieser Defizite erheblich. (vgl. Abschnitt 3.3.5)
Gleichzeitig kann bei vielen Heim- und Pflegekindern ein Mangel an Schutzfaktoren aus folgenden Gründen angenommen werden.

1. Eine sichere Bindung, der eine enorme Bedeutung als Schutzfaktor zukommt (vgl. Abschnitt 3.3.5, 80; 85; vgl. Abschnitt 3.2, 65–68; vgl. Abschnitt 3.3.7, 98) kann bei den meisten Heim- und Pflegekindern zu Beginn der stationären Hilfe als eher unwahrscheinlich angesehen werden.

   - Zum Ersten führen Misshandlung, Vernachlässigung und sexueller Missbrauch durch eine Bezugsperson fast immer zu einem unsicheren, oftmals desorganisierten Bindungsmuster an diese Person. (vgl. Abschnitt 3.2, 61–63) Dass in den meisten Fällen von einer Bindung an die Herkunftsfamilie ausgegangen werden muss, begründet sich durch die biologisch verankerte Schutzfunktion der Bindung. (vgl. Abschnitt 3.1.1, 51; vgl. Abschnitt 3.3.1, 72–74) Des Weiteren zeigen die statistischen Zahlen, dass nur ein geringer Anteil unter 6-jähriger fremdplatziert wird, was auf das Vorliegen einer Bindung bei dem überwiegenden Anteil der Heim- und Pflegekinder hindeutet, weil eine individuelle Bindungsentwicklung mit ca. 4 Monaten beginnt und dann zunehmend gefestigt wird. (vgl. Abschnitt 2.2, 20; vgl. Abschnitt 3.1.1, 47–48; vgl. Abschnitt 3.2, 60)

- Zum Zweiten verfügen misshandelnde und/oder vernachlässigende Bezugspersonen überwiegend selbst über unsichere Bindungsrepräsentationen (vgl. Abschnitt 3.2, 67; 70), deren transgenerationale Weitergabe sehr wahrscheinlich ist. (vgl. Abschnitt 3.2, 69) Die Erkenntnisse der Bindungsforschung bezüglich der Konsequenzen unsicherer Repräsentationen zeigen, dass u. a. die Fähigkeit zur Empathie eingeschränkt ist, was die Wahrnehmung der Bedürfnisse des Kindes behindern kann und es werden vermehrt feindselige Absichten unterstellt. (vgl. Abschnitt 3.2., 65–68) Eine überwiegend negative Wahrnehmung bei misshandelnden und/oder vernachlässigenden Eltern konnten auch entwicklungspsychopathologische Studien nachweisen. (vgl. Abschnitt 3.3.5, 89) Zurückweisungen und unangemessene Reaktionen gegenüber dem Kind sind dadurch vorprogrammiert, was die Wahrscheinlichkeit eines unsicheren Bindungsmusters erhöhen kann. (vgl. Abschnitt 3.2, 61–62; 64)

- Zum Dritten ist die Wahrscheinlichkeit, dass eine sichere Bindung zum anderen Elternteil aufgebaut werden konnte eher gering, weil davon auszugehen ist, dass nach dem Grundsatz der Vermeidung von Fremdunterbringungen eine Trennung nicht erfolgen würde, wenn der andere Elternteil in der Lage gewesen wäre die Misshandlung, Vernachlässigung oder den sexuellen Missbrauch zu beenden. Diese Ereignisse stellen beängstigende Situationen dar, in denen die Annäherung an die Bindungspersonen erfolgt, von denen aber die eine selbst Quelle der Gefahr und die andere entweder nicht anwesend ist oder als verängstigt erlebt wird, was zumindest eine Unzuverlässigkeit der Schutzgewährung impliziert. (vgl. Abschnitt 3.1.1, 49; vgl. Abschnitt 3.2, 60–63)
  Wie die Bindungsforschung nachweisen konnte, neigen Personen mit unsicheren Bindungsrepräsentationen dazu Konflikte aggressiv auszutragen oder sich zurückzuziehen und Beziehungen zu haben, die zusätzlich oft geringe Akzeptanz und Unterstützung beinhalten, weshalb davon auszugehen ist, dass häufig Paarkonflikte vorliegen, die auch das Risiko zum Aufbau eines unsicheren Bindungsmusters beim Kind beinhalten. (vgl. Abschnitt 3.2; 64; 67–68) Bei vielen Alleinerziehenden ist deshalb auch von einem mangelnden Kontakt zum anderen Elternteil auszugehen, was wiederum den Aufbau einer sicheren Bindung an den

abwesenden Elternteil behindern oder zur Ablösung von diesem führen kann. (vgl. Abschnitt 3.2, 59)

2. Die Verfügbarkeit emotionaler Unterstützung durch andere Personen, welche ebenfalls als wichtiger Schutzfaktor Erwähnung findet, kann ebenfalls eingeschränkt sein. (vgl. Abschnitt 3.3.5) Einerseits können das Misstrauen sowie die Vermutung feindseliger Absichten, welche unsichere Bindungsrepräsentation oft beinhalten, die Öffnung und die Unterstützungssuche der Eltern bei anderen behindern und somit zur sozialen Isolation führen. Andererseits kann diese Einschränkung auch, aufgrund der transgenerationalen Weitergabe, auf die Kinder zutreffen. (vgl. Abschnitt 3.2, 65- 67; 69; vgl. Abschnitt 3.3.5, 89)

3. Eine optimale Förderung der kognitiven Leistungsfähigkeit, welche ebenfalls als Schutzfaktor gilt (vgl. Abschnitt 3.3.5, 85), kann auch durch verschiedene Gründe eingeschränkt sein. Unsichere Bindungsmuster bedeuten die Einschränkung der Exploration, die grundlegend für das Aneignen der Umwelt ist. Unsicher-ambivalent gebundene Kinder sind völlig auf ihre Bindungsperson konzentriert, was auch bei desorganisierten Bindungsmustern der Fall ist. Bei unsicher-vermeidend gebundenen Kindern ist die Konzentration auf Vermeidung gelegt, wobei eine Belastung vorliegt, welche durch die gesteigerte Herztätigkeit und den erhöhten Cortisolspiegel belegt werden konnte, was die ungestörte und intensive Beschäftigung mit der Umwelt behindern kann. (vgl. Abschnitt 3.2, 61-63; 70) Des Weiteren zeigen Interaktionsstudien mit misshandelnden oder vernachlässigenden Bindungspersonen, dass insbesondere mit Kleinkindern wenig gesprochen wird, wodurch die Ausdrucksfähigkeit einschränkt werden kann. Auch im Spiel zeigen sich Einschränkungen, weil vernachlässigende Personen wenig stimulieren bzw. passiv wirken, was wiederum durch Interaktionsprozesse auf das Kind übertragen wird, welches dann ebenfalls passiv wirkt. Bei misshandelnden Personen überwiegt der Zwang das Kind in einen geplanten Spielverlauf zu zwingen, was zu Aggressionen auf beiden Seiten führt. Eine ungestörte Aneignung der Umwelt ist dadurch nicht gegeben. (vgl. Abschnitt 3.3.4, 78-79) Der Zusammenhang zwischen emotionaler Unterstützung und besserer Schulleistungen bestätigt diese Einschränkung. (vgl. Abschnitt 3.3.5, 82)

4. Aufgrund der Missachtung der Bedürfnisse des Kindes und die nur eingeschränkten Möglichkeiten durch Verhaltensweisen die Reaktionen der Bezugspersonen zu beeinflussen, verringern sich auch die Selbstwirksamkeitserfahrungen, woraus Hilflosigkeitsgefühle resultieren können. Gleichzeitig führen Zurückweisungen und Unberechenbarkeit der Reaktionen zum Aufbau eines Selbstbildes in der

Beziehung zu den Eltern, in welchem die Inakzeptanz und die geringe Liebenswertigkeit der eigenen Person verinnerlicht werden. (vgl. Abschnitt 3.1.1, 50; vgl. Abschnitt 3.2, 60–63; 66; vgl. Abschnitt 3.3.5, 88) Damit ist die Wahrscheinlichkeit der Verfügbarkeit eines positiven Selbstbildes, welches ebenfalls einen Schutzfaktor darstellt, bei vielen Heim- und Pflegekindern auch als eher gering einzuschätzen. (vgl. Abschnitt 3.3.5, 81)

Das sehr häufige Auftreten von Verhaltensauffälligkeiten bei Heim- und Pflegekindern ist aufgrund der Vielzahl von Risikofaktoren und der gleichzeitig geringen Verfügbarkeit von Schutzfaktoren nicht überraschend. Des Weiteren ist die Schuldzuschreibung, dass Auffälligkeiten und negative Entwicklungswege ausschließlich von Fremdunterbringungen und/oder der Vermittlungspraxis verursacht werden, ungerechtfertigt, da die Grundlagen bereits in der Herkunftsfamilie geschaffen wurden.

Dass es sich um kontinuierliche negative Interaktionserfahrungen innerhalb der Herkunftsfamilie handelt, ergibt sich aus der hohen Wahrscheinlichkeit der unsicheren Bindungsrepräsentationen der Bindungspersonen, wie bereits zuvor beschrieben wurde. Unter Beachtung der bindungstheoretischen Erkenntnisse, dass anhaltende soziale Erfahrungen mit den Bezugspersonen die Grundlage der internalen Arbeitsmodelle bilden, was auch von der kognitiven Psychologie bestätigt wird, und die hohe Wahrscheinlichkeit der transgenerationalen Weitergabe (vgl. Abschnitt 3.2, 59; 64; 69; vgl. Abschnitt 3.3.2, 74–75), führen zu der Schlussfolgerung, dass bei den meisten Heim- und Pflegekindern eine unsichere Bindungsrepräsentation gegeben sein kann. Des Weiteren ist davon auszugehen, dass viele Heim- und Pflegekinder aufgrund von Misshandlung und/oder Vernachlässigung desorganisierte Bindungsmuster aufweisen, deren vermehrtes Auftreten die Bindungsforschung bei misshandelten und vernachlässigten Kindern nachweisen konnte. (vgl. Abschnitt 3.2, 63)
Weiterhin ist davon auszugehen, dass diese Bindungsmodelle sowie die daraus resultierenden Verhaltensweisen bereits verfestigt sind und auf andere soziale Kontexte übertragen werden. Diese Annahme begründet sich zunächst aufgrund der sinkenden Anzahl von Fremdunterbringungen trotz steigender Inanspruchnahme von Hilfen zur Erziehung insbesondere bei den unter 6-jährigen (vgl. Abschnitt 2.2, 19–20) und der erhöhten Schwierigkeit die Interaktionsmuster in Multi-Problem-Familien zu verändern. (vgl. Abschnitt 3.3.5, 89) Die Zeitspanne zur noch relativ unkomplizierten Veränderung der Bindungsmuster kann als überschritten gelten, da synaptische Verbindungen bereits stabilisiert wurden. (vgl. Abschnitt 3.1.1, 52; vgl. Abschnitt 3.3.7, 96)

Des Weiteren deuten die abweichenden und störenden Verhaltensweisen, die eine Anpassung an die Reaktionsbereitschaft der Bezugspersonen darstellen (vgl. Abschnitt 3.2, 60–63; 65–66), welche häufig erst die Aufmerksamkeit familienexterner Personen erregen (vgl. Kap. 2, 11), auf eine Übertragung in andere soziale Kontexte hin.

Auf diesem Hintergrund lassen sich die oftmals abweichenden Verhaltensweisen von Kindern und Jugendlichen gegenüber z. B. Pflegeeltern und Heimerziehern erklären, welche trotz des veränderten sozialen Kontextes relativ stabil sind.
Unter Rückgriff auf neurobiologische Erkenntnisse werden die Entwicklung und die Stabilität verständlich. Die jeweiligen Verhaltensweisen stellen eine Anpassung an die Bedingungen in der Herkunftsfamilie dar. Es sind Bewältigungsstrategien, die als erfolgreich bewertet wurden, um die unkontrollierte Stressreaktion in eine kontrollierbare Stressreaktion umzuwandeln, was überlebensnotwendig ist, um die Degeneration von neuronalen Verschaltungen aufzuhalten. Die physiologischen Veränderungen führten zum Umbau neuronaler Verschaltungen. Durch die reale Wiederholung der Ereignisse oder die erwartete Wiederholung werden die Bewältigungsstrategien immer wieder eingesetzt und somit die neuronalen Verbindungen stabilisiert. (vgl. Abschnitt 3.3.7, 96–98)
Aufgrund der inneren Arbeitsmodelle, denen stabile neuronale Verbindungen zugrunde liegen, erwarten die meisten Heim- und Pflegekinder also Zurückweisungen und/oder Gefahr von jedem Erwachsenen und setzten die bisher erfolgreichen Bewältigungsstrategien weiter ein.

Die emotionale Unterentwicklung, welche häufig bei Heim- und Pflegekindern beschrieben wird, kann eine Vermeidungsstrategie darstellen, die dem unsicher-vermeidenden Bindungsmodell entspricht und das Ziel verfolgt Zurückweisungen sowie daraus resultierende Enttäuschungen zu verhindern. (vgl.Abschnitt 3.2, 62) Sehr selbständiges Verhalten, sozialer Rückzug und extrem distanziertes Verhalten könnten ebenfalls der Vermeidung von Zurückweisungen und Abwertungen dienen.
Klammerndes, kleinkindhaftes oder hilflos erscheinendes Verhalten kann der Befriedigung des Nähebedürfnisses dienen, insbesondere unsicher-ambivalent gebundene Kinder und Jugendliche sind auf das Herstellen von Nähe konzentriert, weil sie sich der Gewährung nie sicher sein konnten. (vgl. Abschnitt 3.2, 61)
Überfürsorgliches Verhalten von Kindern und Jugendlichen kann die Folge einer Desorganisation des Bindungsmodells sein. Durch dieses Verhalten kann die Situation kontrollierbarer werden indem z. B. die Bindungsperson besänftigt oder durch die Versorgung die Verfügbarkeit gesichert wird. (vgl. Abschnitt 3.2, 63)

Aufgrund der verallgemeinerten Erwartung, dass innerhalb von Beziehungen Bedürfnisse zurückgewiesen oder nur unvorhersehbar erfüllt werden, ist es verständlich, dass Kinder und Jugendliche in uneindeutigen Situationen vorrangig negative Absichten unterstellen. In diesem Zusammenhang kann aggressives Verhalten der Vermeidung von Nähe dienen oder eine Reaktion auf die erwartete Nichtbeachtung darstellen. Des Weiteren kann die Fähigkeit der Empathie, d. h. Einfühlungsvermögen und Perspektivenübernahme bei vielen Heim- und Pflegekindern als unterentwickelt gelten, weil ihre Bezugspersonen nicht gewillt oder fähig waren ihnen dieselbe entgegenzubringen oder dies nur unvorhersehbar geschah.
Die Probleme im Umgang mit Gleichaltrigen, Erziehern und insbesondere in späteren Liebesbeziehungen, was zum Scheitern der Partnerschaft führen kann, können hier ihre Grundlage haben. Auch die Weitergabe von Misshandlung und Vernachlässigung an die nächste Generation könnte hierdurch begründet werden. (vgl. Schleiffer, R. 2001, 59, vgl. Abschnitt 3.2, 65–68) Durch diese Verhaltensweisen besteht eine erhöhte Wahrscheinlichkeit, dass Kinder und Jugendliche immer wieder erneut Ablehnung und damit die Bestätigung ihrer Erwartungen erfahren, z. B. wenn anhängliches Verhalten als Belastung erlebt wird oder aggressives Verhalten Angst bei anderen Personen auslöst und diese mit Rückzug reagieren. Die Anpassungsmechanismen werden dadurch weiter stabilisiert und verstärkt. Gleichzeitig wird ebenfalls das negative Selbstbild bestätigt.
Es ist anzunehmen, dass Wechsel der Pflegefamilien, Heimverlegungen oder auch Rückführungen, denen später wieder eine Fremdplatzierung folgt, ebenfalls von den betroffenen Kindern und Jugendlichen als Bestätigung ihrer Erwartungen interpretiert wird. Weiterhin können Idealisierungen der Eltern, trotz massiver negativer Erfahrungen, ein Ausdruck veränderter neuronaler Verschaltungen sein. Die Ereignisse wirkten beängstigend und führten somit zur Aktivierung des Bindungssystems, aber eine Beruhigung war nicht oder nur unzuverlässig zu erwarten. Durch die Nichtwahrnehmung von z. B. Zurückweisungen und Entwertungen besteht die Möglichkeit die daraus resultierende Belastung zu bewältigen. Es ist demnach möglich, dass bei diesen Kindern und Jugendlichen psychobiologische Prozesse aktiviert wurden, die einen Um- und Ausbau synaptischer Verschaltungen bewirkten, um die beängstigenden Situationen in der Herkunftsfamilie nicht wahrnehmen zu müssen. Eine realistische Wahrnehmung der Situation in der Herkunftsfamilie kann deshalb eine erhebliche Schwierigkeit darstellen. (vgl. Abschnitt 3.3.7, 96–98)

Aufgrund der Risikofaktorenbelastung und der mangelnden Verfügbarkeit von Schutzfaktoren ergibt sich auch eine erhöhte Verletzlichkeit gegenüber Traumata. Daraus lässt sich ableiten, dass bei Heim- und Pflegekindern, die überwiegend wegen Misshandlungen und/oder Vernachlässigungen innerhalb der Herkunftsfamilie fremduntergebracht werden mussten, das Risiko eines Traumas massiv erhöht ist. Es handelte sich um stark bedrohliche und beängstigende Ereignisse, denen normalerweise die Annäherung an die Bindungspersonen folgt, welche jedoch die Quelle der Gefahr sind oder keinen Schutz bieten. Insbesondere bei Kindern versagt damit eine wichtige Bewältigungsstrategie, die Situation erscheint ausweglos und entspricht somit der Traumadefinition. Gleichzeitig beinhaltet die Trennung von der Herkunftsfamilie ein hohes Traumatisierungspotential, weil die Aufrechterhaltung der Nähe zur Bindungsperson nicht mehr gewährleistet ist, was biologisch begründet zur Stressreaktion führt. Zudem existiert aufgrund des unsicheren Bindungsmusters kein Vertrauen in die Rückkehr oder auf andere Hilfe. (vgl. Abschnitt 3.3.6, 90–91; vgl. Abschnitt 3.3.1, 72; vgl. Abschnitt 3.2, 68; 70) Auf diesem Hintergrund liegt die Vermutung nahe, dass bei vielen Heim- und Pflegekindern eine Traumatisierung vorliegen kann, deren Symptomatik jedoch missverstanden wurde. (vgl. Abschnitt 3.3.6, 91–94)

Es ist zu erkennen, dass Heim- und Pflegekinder einer hohen Risikobelastung ausgesetzt sind und gleichzeitig kaum Schutzfaktoren zur Verfügung stehen, was das Risiko negativer Entwicklungsverläufe und psychischer Störungen stark erhöht. (vgl. Abschnitt 3.3.5; vgl. Abschnitt 3.3.6) Zusätzlich ist aufgrund ihrer inneren Arbeitsmodelle, welche die Interpretation von sozialen Situationen und entsprechende Verhaltensweisen steuern, auch die Möglichkeit eingeschränkt neue positive Erfahrungen zu erhalten. Hierbei zeigt sich die besondere Problematik von Heim- und Pflegekindern.

4.2 Defizite und notwendige Korrekturen in der praktischen Umsetzung

Die Bindungstheorie und -forschung findet in Deutschland, wie einschlägige Gesetzestexte und Grundprinzipien nahe legen, Anwendung und Anerkennung.

Dennoch zeigen sich in der Vermittlungspraxis und in der Gestaltung der stationären Hilfen anhand der Forschungsergebnisse Defizite, welche die Probleme von Heim- und Pflegekindern verstärken und damit die Entwicklung einer eigenverantwortlichen und gemeinschaftsfähigen Persönlichkeit erschweren können. Die Erfüllung des Auftrages der Kinder- und Jugendhilfe, dieses Recht für Kinder und Jugendliche zu verwirklichen, könnte damit gefährdet sein.

Die durch insbesondere Bindungstheorie und -forschung bereitgestellten Erklärungsmodelle für die Entwicklung von Bindungsbeziehungen, die Entstehung von Verhaltensauffälligkeiten und der zugrunde liegenden Ursachen können einen Rahmen bieten, auf welchem Entscheidungen für oder gegen Fremdplatzierungen getroffen werden und die Auswahl der geeigneten Unterbringungsformen erfolgen könnten. Des Weiteren beinhalten die Erkenntnisse Hinweise bezüglich der Gestaltung stationärer Hilfen.
Die Defizite im Zusammenhang mit den stationären Hilfen können aus einer Unkenntnis und/oder Missverständnissen bezüglich bindungstheoretischer Erkenntnisse resultieren, aber es besteht ebenfalls die Möglichkeit, dass es sich um Konsequenzen finanzieller Erwägungen handelt. Über die wahren Hintergründe können nur Vermutungen angestellt werden.

4.2.1 Begründung und Durchführung von Fremdunterbringungen

Unter Beachtung der Forschungsergebnisse, dass sich biologisch begründet eine Bindung zu den verfügbaren Bezugspersonen entwickelt, die Qualität der Bindung einen wesentlichen Schutz- oder Risikofaktor für die Ausbildung von abweichendem Verhalten oder sogar psychischen Störungen darstellt und gleichzeitig auch die Grundlage für die Entwicklung weiterer Schutzfaktoren bildet, lässt sich als notwendiges Ziel der Aufbau oder die Erhaltung mindestens einer sicheren Bindung des Kindes zu wenigstens einer Bezugsperson ableiten.

Pflege und Erziehung sind das Recht sowie die Pflicht der Eltern, weshalb Trennungen der Kinder und Jugendlichen von der Herkunftsfamilie als letzte Alternative praktiziert werden. Gleichzeitig haben Kinder und Jugendliche das Recht auf Entwicklungsförderung und Erziehung zu einer gemeinschaftsfähigen und eigenverantwortlichen Persönlichkeit. (vgl. § 1 Abs. 1 SGB VIII)
Nach den Erkenntnissen der Bindungsforschung stellt die Trennung eines Kindes nach dem ca. 6. Lebensmonat, aufgrund der sich festigenden Bindung/en zu der/den Bezugsperson/en und der einsetzenden Objektpermanenz, bereits ein erhöhtes Risiko zur Ausbildung einer unsicheren Bindung oder sogar zur Traumatisierung dar. Allerdings beinhalten bestimmte Bedingungen, wie z. B. Depressionen, Suchterkrankungen, unverarbeitete Traumata, konflikthafte Paarbeziehung, geringes soziales Netzwerk der potentiellen Bindungspersonen, sehr schwieriges Temperament des Neugeborenen, usw., ebenfalls diese Risiken. (vgl. Abschnitt 3.2, 63–65; vgl. Abschnitt 3.3.6)
Werden die Erkenntnisse der Bindungsforschung bezüglich der Konsequenzen unsicherer Bindungsrepräsentationen sowie der Entwick-

lungspsychopathologie und der Psychotraumatologie in Bezug auf die Folgen von negativen Entwicklungsbedingungen und Traumatisierungen betrachtet (vgl. Abschnitt 3.2, 65–68; vgl. Abschnitt 3.3.5; vgl. Abschnitt 3.3.6), ergibt sich die Notwendigkeit frühzeitig, also primärpräventiv, diese Risikofaktoren in der Familie zu minimieren, um den Risikofaktor Trennung verhindern zu können.
Unter Einbezug der gesetzlichen Bestimmung, dass die Nichtgewährleistung einer Erziehung zu einer eigenverantwortlichen und gemeinschaftsfähigen Persönlichkeit den Anspruch auf Hilfen zur Erziehung begründet (vgl. § 27 Abs. 1 SGB VIII), kann das Vorliegen der zuvor genannten Bedingungen innerhalb der Familie, die zu einer unsicheren Bindung führen können bereits als Einschränkung der Möglichkeit zur Entwicklung einer gemeinschaftsfähigen und eigenverantwortlichen Persönlichkeit betrachtet werden, weil anhand der Konsequenzen die Gemeinschaftsfähigkeit beeinträchtigt werden kann und auch die Einschränkung der Umweltaneignung durch die Auswirkungen der unsicheren Bindung auf das Explorationsverhalten nicht als förderlich für die Entwicklung angesehen werden können. (vgl. Abschnitt 3.2, 60–63; 65–68)
Wie die Bindungsforschung zeigen konnte, sind die zuvor genannten Bedingungen, welche das Risiko einer unsicheren Bindungsentwicklung beinhalten, überwiegend als Resultat einer bestehenden unsicheren Bindungsrepräsentation bei der/den Bezugsperson/en anzusehen. Eine unsichere Bindungsrepräsentation bei werdenden Eltern kann demnach als Risikofaktor für die Nichtgewährleistung einer angemessenen Erziehung betrachtet werden, was durch den Nachweis einer hohen transgenerationalen Weitergabe der Bindungsrepräsentationen bekräftigt wird. (vgl. Abschnitt 3.2, 60–63; 65–69)
Unsichere Bindungsrepräsentationen bei potentiellen Bindungspersonen bzw. das Vorliegen bestimmter daraus resultierender und/oder weiterer Risikofaktoren sollten demzufolge den Anspruch auf Hilfe zur Erziehung bereits während der Schwangerschaft oder kurz nach der Geburt begründen.

Die Qualität der Bindungsrepräsentation von Erwachsenen ermöglicht in vielen Fällen die Voraussage des emotionalen Familienklimas in dem ein Kind lebt bzw. hineingeboren wird. (vgl. Abschnitt 3.2, 69) Unter Anwendung des Erwachsenenbindungsinterviews könnten Risikofaktoren, die in Zusammenhang mit einer unsicheren Bindung stehen, identifiziert und frühzeitig Hilfen eingeleitet werden, die z. B. werdende Eltern unterstützen ihre Bindungsrepräsentationen zu bearbeiten und die Signale des Kindes zu erkennen sowie angemessen zu reagieren. (vgl. Steele, M./Steele, H. 2002, 177)

Möglichkeiten der präventiven Intervention können z. B. ein Interaktionstraining mit den potentiellen Bindungsfiguren, eine Traumatherapie und/oder Netzwerkarbeit sein. Insbesondere unter dem Aspekt der Verhinderung von Misshandlung und/oder Vernachlässigung von Kindern, wenn die Erkenntnis einbezogen wird, dass bei misshandelnden und/oder vernachlässigenden Eltern in 90 % eine unsichere Bindungsrepräsentation gegeben war (vgl. Abschnitt 3.2, 70), könnte somit ein Risikofaktor minimiert werden.
Auch bei Neugeborenen mit einem schwierigen Temperament, welches auch verantwortlich für die Ausbildung einer unsicheren Bindung sein kann, vermag entsprechend feinfühliges Verhalten der Eltern negative Effekte zu reduzieren oder zu unterbinden, was auch durch ein Interaktionstraining möglich wäre. (vgl. Abschnitt 3.2, 65; vgl. Abschnitt 3.3.3, 77)
Als flankierendes zusätzliches Angebot kann eine sozialpädagogische Familienhilfe bei der Bewältigung der neuen Anforderungen, die durch das Kind eintreten, unterstützend wirken und gleichzeitig als emotionale Unterstützung fungieren, was einen kompensierenden Einfluss haben kann. (vgl. Abschnitt 3.3.5)
Das Erwachsenenbindungsinterview (vgl. Abschnitt 3.1.2, 56) bietet also ein diagnostisches Instrument, welches in der Praxis nutzbar wäre, wenn dementsprechend ausgebildetes Personal zur Verfügung steht, was aber mit einem erhöhten finanziellen Aufwand einhergeht.
Gleichzeitig bedarf es einer eingehenden bindungstheoretischen Aufklärungsarbeit, um ein Verständnis der Öffentlichkeit und insbesondere der potentiellen Bindungspersonen zu erreichen, damit ein derartiges Eindringen in die Privatsphäre zugelassen wird.
Zusätzlich ergibt sich die Notwendigkeit einer bindungstheoretischen Weiterbildung des Personals der Kinder- und Jugendhilfe, um Verhaltensweisen der potentiellen Bindungspersonen interpretieren bzw. den Bindungskontext erkennen und korrigierende Interaktionserfahrungen bereitstellen zu können. Dass Bindungsrepräsentationen veränderbar sind, konnte mehrfach nachgewiesen werden, aber aufgrund der zugrunde liegenden neuronalen Verschaltungen ist eine langfristige und intensive Arbeit mit den werdenden oder gerade gewordenen Eltern notwendig. (vgl. Abschnitt 3.2, 69; vgl. Abschnitt 3.3.5, 86; vgl. Abschnitt 3.3.7)
Daraus ergibt sich, dass nur eine geringe Anzahl zu betreuender Familien für einen Mitarbeiter, insbesondere bei der sozialpädagogischen Familienhilfe möglich sind und eine Festlegung der Stundenzahl unmöglich erscheint, da der Bedarf an emotionaler Unterstützung auch ungeplant auftreten kann und die Verfügbarkeit, auch wenn es sich um Telefonate handelt, gewährleistet sein muss, um überhaupt die Möglich-

keit verlässlicher Erfahrungen anbieten zu können. Die logische Konsequenz daraus ist die Erhöhung der Anzahl sozialpädagogischer Fachkräfte, die aufgrund der erhöhten Belastung entsprechend vergütet werden müssen. Daraus ergibt sich aber gleichzeitig ein massiv erhöhter finanzieller Bedarf innerhalb der Kinder- und Jugendhilfe.

In Bezug auf den Schutzauftrag der Kinder- und Jugendhilfe bei Bekanntwerden einer »Kindeswohlgefährdung« (vgl. Abschnitt 2.1, 12–13) ergibt sich die Verpflichtung Hilfen anzubieten beim Vorliegen einer unsicheren Bindung des Kindes oder Jugendlichen bei gleichzeitigem Vorhandensein weiterer psychosozialer Risikofaktoren, wie z. B. sozialer Isolation, finanzieller Schwierigkeiten und negativer Wohnbedingungen. Hierbei handelt es sich, wie die Forschungsergebnisse nahe legen, um eine Beeinträchtigung der seelischen und auch der kognitiven Entwicklung durch die Explorationseinschränkung, vor allem weil andere protektive Faktoren nicht oder unzureichend bestehen. (vgl. Abschnitt 3.3.5; vgl. Abschnitt 3.2, 60–63; 65–68)
Dies entspricht der Definition der Kindeswohlgefährdung nach dem BGB. (vgl. Abschnitt 2.1, 12)
Werden die Erkenntnisse zugrunde gelegt, dass sichere emotionale Bindungen einen wichtigen Schutzfaktor darstellen, die Arbeitsmodelle generalisiert auf andere soziale Situationen übertragen werden und eine Änderung der Erwartungen nur durch dauerhafte sowie deutliche Veränderungen in der Interaktion zu erreichen sind, zeigt sich, dass eine unsichere Bindung nicht nur den Mangel eines wichtigen Schutzfaktors bedeutet, sondern zusätzlich den Zugang zu protektiven Faktoren und positiven Interaktionserfahrungen erschweren kann. Gemeint ist hiermit vor allem, dass das Verhalten, welches in Zusammenhang mit den unterschiedlichen unsicheren Bindungsmustern auftritt, häufig die Ablehnung oder den Rückzug von familienexternen Personen provoziert und auch die Interaktionsmuster innerhalb der Familie verstärkt. (vgl. Abschnitt 3.3.5; vgl. Abschnitt 3.2, 60–63; 65–66; vgl. Abschnitt 3.3.7) Um diesen Teufelskreis zu durchbrechen, bedarf es einer professionellen Intervention, die korrigierende Bindungs- und Interaktionserfahrungen bereitstellt, welche deutlich und anhaltend von den vorhandenen Erfahrungen abweichen. Gleichzeitig ist es wichtig die Belastungen der entsprechenden Familie zu mindern, was die Zusammenarbeit verschiedener Dienste bedingt.
Des Weiteren ist aufgrund der Erkenntnisse, dass unsichere Bindungsrepräsentationen überwiegend zu vermeidenden Verhaltensstrategien führen und einen geringen Selbstwert beinhalten (vgl. Abschnitt 3.2, 66–67), einleuchtend, dass viele Eltern weniger selbst Unterstützung suchen werden, was die Initiative der Kinder- und Jugendhilfe erfordert. Zusätzlich ist eine Reaktion der Familien auf schriftliche Einladungen

nicht zu erwarten, was der aufsuchenden Arbeit eine enorme Bedeutung zukommen lässt.

Bezüglich der Früherkennung und der Bereitstellung korrigierender Erfahrungen, die der nachgewiesenen Verfestigung der Verhaltensweisen aufgrund des Um- und Ausbaus neuronaler Verbindungen bei anhaltenden negativen Erfahrungen besonders in der frühen Kindheit entgegenwirken können (vgl. Abschnitt 3.3.7), ist anzumerken, dass die Verpflichtung zu regelmäßigen Arzt- und Kindertagestättenbesuchen hier einen entscheidenden Beitrag leisten kann. Dies bedeutet allerdings den Ausbau eines flächendeckenden Angebotes an Tagesstätten, die Veränderungen von Gesetzen, insbesondere des Datenschutzes, die grundlegende Aufklärungsarbeit in der Öffentlichkeit, die verstärkte Wissensvermittlung in Bezug auf die genannten Forschungsergebnisse in allen sozialen Berufen und einen erhöhten finanziellen Bedarf.

Die Notwendigkeit einer Trennung des Kindes oder Jugendlichen von der Herkunftsfamilie kann nur begründet werden, wenn der Verbleib in der Familie ein höheres Risiko zur Ausbildung dauerhafter Schädigungen und Traumatisierungen beinhaltet als die Trennung, was bei einem unsicheren Bindungsmuster nicht zwingend ist. Das Bindungsmuster kann aber als erster Hinweis dienen.
Die Erkenntnis unter welchen Voraussetzungen diese Situation gegeben ist, bedarf einer intensiven Auseinandersetzung mit dem Einzelfall, wobei kurzzeitige ambulante Maßnahmen als diagnostisches Instrument dienen können, um Einblicke in die bestehenden Bindungs- bzw. Interaktionsmuster innerhalb der Familie zu erhalten. Insbesondere da es als erwiesen angesehen werden kann, dass das elterliche Verhalten wesentlich zur Entwicklung der Bindungsqualität beiträgt und Unterschiede nicht nur in Belastungssituationen erkennbar sind, d. h. zeigen sich Verhaltensweisen bei den Bindungspersonen, wie sie die Interaktionsforschung in Zusammenhang mit vor allem desorganisiert gebundenen Kindern finden konnte (vgl. Abschnitt 3.2, 64; vgl. Abschnitt 3.3.4, 78–79), besteht die Möglichkeit darauf hinzuweisen und mit den Eltern daran zu arbeiten. Gleichzeitig können weitere mögliche Schutz- sowie Risikofaktoren erkannt werden, z. B. Großeltern, die unterstützen könnten oder finanzielle Schwierigkeiten, die durch eine entsprechende Intervention minimiert werden könnten.
Eine intensive Auseinandersetzung mit dem Einzelfall ist insbesondere aufgrund der Komplexität der Einflussfaktoren, die bei der Entwicklung der unterschiedlichen Bindungsmuster und der verschiedenen Konsequenzen sowie bei der Entwicklung von Resilienz mitwirken, notwendig und bedarf einem ausreichenden Zeitrahmen, welcher bei Budgetkürzungen und Mitarbeiterreduzierungen nicht zur Verfügung steht. Weiterhin ist Wissen bezüglich der in dieser Arbeit nur abrissartig vor-

gestellten Forschungsergebnisse nötig, um bestimmte Interaktionsmuster und Verhaltensweisen einordnen zu können, was Weiterbildungen bedingt, die wiederum finanziell aufwendig sind.
Des Weiteren kann das Wissen über Methoden der Bindungsforschung nützlich sein, um Hinweise auf die bestehenden Bindungsmuster des Kindes oder Jugendlichen zu erhalten, z. B. kann das Bindungsverhalten bei Kleinkindern oder die Reaktion von Vorschulkindern auf bestimmte vorgestellte Belastungssituationen beobachtet werden. Bei Schulkindern können gezielte Fragen zu bindungsrelevanten Themen aufschlussreich sein. (vgl. Abschnitt 3.1.2) Für eine exakte bindungstheoretische Diagnostik bedarf es allerdings eines ausgebildeten Experten.

Stationäre Hilfen werden unumgänglich bei bestehenden Misshandlungen und/oder Vernachlässigungen oder sexuellem Missbrauch in der frühen Kindheit, weil überwiegend verfestigte Interpretations- und Interaktionmuster der Herkunftsfamilie die Grundlage bilden. Diese Muster sind schwer veränderbar, vor allem bei zusätzlichen Belastungen, die häufig durch den Mangel an verfügbaren Quellen emotionaler Unterstützung verstärkt werden und damit zur Wiederholung neigen, was zu kontinuierlichen Erfahrungen für das Kind führt. Damit werden eine unsichere Bindungsentwicklung, die Entstehung abweichender Verhaltensweisen und dauerhafter Schädigungen sowie entsprechende neuronale Veränderungen begünstigt. (vgl. Abschnitt 3.2, 67; vgl. Abschnitt 3.3.4; vgl. Abschnitt 3.3.5; vgl. Abschnitt 3.3.7)
Gleichzeitig besteht das massive Risiko einer chronischen Traumatisierung, weil die Schutzsuche bei den Bindungspersonen meist die einzige verfügbare Bewältigungsstrategie in der frühen Kindheit ist, die dann versagt. (vgl. Abschnitt 3.2, 63; vgl. Abschnitt 3.3.6, 90–91) Ambulante Maßnahmen können nur in geringem Umfang zur Kompensation derartiger Erfahrungen beitragen, vor allem weil sie die Kontinuität positiver Erfahrungen nicht gewährleisten können und damit weiter zur Verfestigung der Anpassungsmechanismen bzw. unangemessener Bewältigungsstrategien des Kindes beitragen. Dieser Eindruck wird durch die Erkenntnis verstärkt, dass ein Großteil misshandelnder und/oder vernachlässigender Bezugspersonen die Misshandlung und/oder Vernachlässigung fortsetzen, wenn sie sich in Behandlung befinden sowie durch die Tatsache, dass sexueller Missbrauch meist über mehrere Jahre besteht. (vgl. Abschnitt 3.3.5, 89; vgl. Abschnitt 2.3.3, 29)
Die Favorisierung ambulanter Maßnahmen in der frühen Kindheit ist auf diesem Hintergrund und unter Beachtung der nachgewiesenen schwerwiegenden Konsequenzen sowie dem Mangel an Schutzfaktoren eher kritikwürdig. (vgl. Abschnitt 3.2, 62–63; 68; vgl. Abschnitt 3.3.5; vgl. Abschnitt 3.3.6; vgl. Abschnitt 3.3.7; vgl. Abschnitt 4.1)

Die gravierenden Konsequenzen früher Trennungen wurden in Zusammenhang mit dem Mangel an emotionaler Zuwendung und der Unmöglichkeit zum Aufbau einer neuen Bindung gefunden, was durch die Dominanz der Heimerziehung und deren äußerst negativen Rahmenbedingungen in früheren Zeiten bedingt war. (vgl. Abschnitt 3.2, 58; vgl. Kap. 4, 100) Diese Bedingungen haben sich bis zum gegenwärtigen Zeitpunkt enorm verbessert, dennoch sind sie problematisch.
Anhand der Erkenntnisse, dass Kinder die Fähigkeit zur Reorganisation und zum Eingehen neuer Bindungen besitzen, wenn mindestens eine Bezugsperson konstant in bindungsrelevanten Situationen verfügbar und feinfühlig auf ihre Bedürfnisse reagiert (vgl. Abschnitt 3.2, 59), sind Unterbringungen in der frühen Kindheit in Heimen mit Schichtdienst und möglichen Personalfluktuationen, wie es in Heimeinrichtungen noch überwiegend der Fall ist, absolut ungeeignet. Insbesondere da bei Kindern ab dem 6. Lebensmonat Trauerreaktionen aufgrund der Objektpermanenz und der sich festigenden Bindung zu erwarten sind, die eine verstärkte emotionale Zuwendung notwendig werden lassen und eine mögliche Bindung nur an vertraute Personen erfolgt, deren Anzahl zudem noch relativ gering bleiben muss. (vgl. Abschnitt 3.2, 59; vgl. Abschnitt 3.3.2, 74; vgl. Abschnitt 3.1.1, 47)
Auch bei Säuglingen unter dem 6. Lebensmonat ist mindestens eine konstante Bezugsperson nötig, die emotionale Zuwendung gibt und feinfühlig auf die Signale reagiert, da sonst die Ausbildung eines Hospitalismussyndroms droht. (vgl. Abschnitt 3.2, 58) Vor dem 6. Lebensmonat ist ebenfalls eine geringe Anzahl kontinuierlicher Bezugspersonen notwendig, weil Vertrautheit, welche Voraussetzung für eine Bindungsentwicklung ist, nur durch kontinuierliche Interaktionserfahrungen entsteht, wobei Sinneseindrücke gespeichert und der jeweiligen Bezugsperson zugeordnet werden können, wodurch ein Wiedererkennen möglich wird. (vgl. Abschnitt 3.3.2, 74)
Die überlebenswichtige Funktion einer emotionalen Bindung wurde bereits mehrfach betont. Daraus ergibt sich, dass Unterbringungen in der frühen Kindheit prinzipiell nur in Erziehungsstellen, professionellen Pflegestellen oder in Pflegefamilien zu realisieren sind und ein Wechsel des Betreuungsarrangements zu vermeiden ist. Die derzeitige Praxis Unterbringungen während der frühen Kindheit immer noch bei einigen Kindern in Heimen zu realisieren, wobei noch überwiegend traditionelle Arrangements und Gruppen größer als 7 Kinder bestehen (vgl. Abschnitt 2.4, 32–33; 35), was die Entwicklungspsychopathologie als Risikofaktor benennt (vgl. Abschnitt 3.3.5, 82; vgl. Anhang Tabelle 2, 159), ist stark kritikwürdig.
Auch bei sexuellem Missbrauch oder bei guten Beziehungen zur Herkunftsfamilie wird fast immer eine Unterbringung in einem Heim

durchgeführt, was ebenfalls eher bedenklich ist. Positive Beziehungen zur Herkunftsfamilie sind bei den überwiegend zugrunde liegenden Anlässen und den beschriebenen Konsequenzen eher unwahrscheinlich. Vermutlich ist hierbei die Angst der Herkunftsfamilie ausschlaggebend, dass die Pflegepersonen in Beziehungskonkurrenz mit ihnen treten könnten. Nach den Erkenntnissen der Bindungsforschung sind Bindungen zu verschiedenen Personen möglich (vgl. Abschnitt 3.1.1, 47), wodurch die Herkunftsfamilie vielleicht beruhigt werden kann, wenn sie darüber aufgeklärt wird. Die Heimunterbringung in diesen Fällen entspricht dann ausschließlich den Interessen der Herkunftsfamilie, was gleichzeitig ein Unverständnis für die Bedürfnisse des Kindes darstellt. Die Gründe für Heimunterbringungen bei sexuellem Missbrauch können nur vermutet werden. Wahrscheinlich sind das hohe Traumatisierungspotential und der daraus resultierende therapeutische Bedarf sowie die Auffassung, dass emotionale Nähe das Trauma reaktualisieren kann (vgl. Abschnitt 3.3.6), die grundlegenden Annahmen, welche die Unterbringungsentscheidung hervorrufen. Das Gleiche könnte dann aber auch bei schweren Vernachlässigungs- und Misshandlungsfällen angenommen werden. Natürlich ist aufgrund der Arbeitsmodelle die generalisierte Übertragung der Erfahrungen auf alle sozialen Beziehungen, was ab dem 2. Lebensjahr beobachtbar wird, und die Wahrnehmung einer ständigen Gefahr im Falle einer Traumatisierung möglich (vgl. Abschnitt 3.2, 65–66; vgl. Abschnitt 3.3.6, 91), was die Integration in eine traditionelle Pflegefamilie erschweren kann, wenn von den Pflegeeltern emotionale Bindungen eingefordert werden. Allerdings ist ein Bedarf an kontinuierlicher emotionaler Zuwendung, Trost und Unterstützung durch eine konstante Bezugsperson trotzdem vorhanden, was in Heimen derzeit nicht immer ermöglicht werden kann. Einen Ausweg kann die Erziehungsstelle oder die professionelle Pflegestelle bieten, die mindestens eine konstante Bezugsperson und ein freiwillig wählbares Beziehungsangebot bereitstellen können, was der allgemeinen Vertrauensbildung gegenüber Erwachsenen förderlich sein kann. (vgl. Unzner, L. 2002, 345)

Die überwiegende Vermittlung in Heime von Kindern mit Verhaltensauffälligkeiten, die eine traditionelle Pflegefamilie überfordern würden, ist aufgrund der Erkenntnis, dass viele der Verhaltensweisen aus den negativen oder unzuverlässigen Bindungserfahrungen resultieren (vgl. Abschnitt 4.1), bedenklich, da wie bereits erwähnt Heime derzeit nur selten Möglichkeiten zu korrigierenden Bindungserfahrungen bereitstellen können. Insbesondere die vermehrte Vermittlung von Kindern ab 9 Jahren in Heime lässt auf deutlich abweichende Verhaltensweisen schließen, die diese Vermittlungspraxis bedingen. (vgl. Abschnitt 2.4, 32–33) Vor allem diese Kinder sind auf langanhaltende

positive Erfahrungen sowie zuverlässige und feinfühlige Bezugspersonen angewiesen, um die Chance zur Veränderung ihrer bereits verfestigten Arbeitsmodelle zu erhalten.
Des Weiteren zeigen die Erkenntnisse der Bindungsforschung sowie der Entwicklungspsychopathologie, dass Kinder und Jugendliche mit unsicheren Bindungsmustern, insbesondere wenn Misshandlung und/oder Vernachlässigung gegeben waren, zu mehr Aggressivität neigen und Probleme im Umgang mit Gleichaltrigen haben (vgl. Abschnitt 3.2, 65–66; vgl. Abschnitt 3.3.5, 88), was die Schwierigkeit der Integration in eine Heimgruppe verdeutlicht.
Insgesamt zeigt sich die Notwendigkeit des Abbaus von traditionellen Heimeinrichtungen und des Ausbaus von Erziehungsstellen, Pflegestellen und der Pflegefamilien, die allerdings mit der Vorgeschichte des Kindes oder Jugendlichen vertraut sein müssen, um von auffälligem Verhalten nicht überrascht und überfordert zu werden. Das Wissen, welches Bindungsmuster besteht, kann bereits Hinweise liefern, welche Verhaltensweisen zu erwarten sind.

Prinzipiell ist eine psychologische Diagnostik nötig, um Traumatisierungen erkennen zu können, da der Kontakt mit dem traumatisierenden Elternteil eine Retraumatisierung bewirken kann, was dann Einfluss auf die Durchführung der Unterbringung und auch auf die Umgangsregelung haben sollte. Des Weiteren ist eine Traumatherapie meist notwendig, die nicht nur in Heimen erfolgen kann.

Dass eine Trennung von der Bindungsperson bzw. Herkunftsfamilie immer eine Belastung in der Kindheit darstellt, beweisen die verschiedenen Studien der Bindungsforschung und auch Ergebnisse der Ethologie. (vgl. Abschnitt 3.2, 70; vgl. Abschnitt 3.3.1) Deshalb müssen Möglichkeiten abhängig vom Einzelfall gefunden werden, welche diese Belastung minimieren oder zumindest ihre Dauer verkürzen.
Insbesondere während der frühen Kindheit lösen plötzliche Veränderungen Stress und Angst aus, was das Bindungssystem aktiviert. Fremde Personen und eine veränderte Umgebung sind beängstigend, umso mehr wenn die Bindungsfiguren nicht anwesend sind. Auch Kinder ab dem 4. Lebensmonat bemerken diese Veränderungen, weil sie zwischen vertrauten und fremden Personen unterscheiden können und bestimmte Ablaufschemata von Ereignissen gebildet haben. (vgl. Abschnitt 3.2, 60–63; vgl. Abschnitt 3.3.2, 74–75)
Daraus ergibt sich, dass es am günstigsten wäre, wenn eine vertraute Person verfügbar ist, welche die Betreuung übernehmen kann, was bei der Verwandtenpflege ermöglicht werden kann. Basierend auf der Erkenntnis, dass Bindungen zu verschiedenen Bezugspersonen bestehen können, ist zu überprüfen ob möglicherweise die Großeltern oder sogar Nachbarn in Frage kommen, auch wenn diese nicht unbedingt den Stan-

dards einer Mittelstandfamilie entsprechen. Bei ggf. vorhandenen Defiziten dieser Bezugspersonen können weitere ambulante Interventionen ausgleichend wirken, wenn gesichert werden kann, dass keine Wiederholung der negativen Erfahrungen droht.
Auch bei Inobhutnahmen kann die Verwandtenpflege hilfreich sein, insbesondere da die Gefährdungslage hierbei meist keine Vorbreitungszeit erlaubt.
Besteht die Möglichkeit der Verwandtenpflege nicht, kann eine Vorbereitungsphase der Fremdunterbringung die Belastung minimieren, indem das Kind mit den neuen Bezugspersonen allmählich bekannt gemacht wird. Eine Möglichkeit könnte dabei die stationäre Unterbringung der gesamten Familie darstellen, bei der das Risiko der Erfahrungswiederholung durch die konstante Anwesenheit einer neuen Bezugsperson minimiert werden und gleichzeitig die Abwesenheit der Bindungspersonen vermieden werden kann. Zusätzlich kann hierbei auch eine Modellwirkung für die Herkunftsfamilie wirksam werden.
Wird erkennbar, dass eine dauerhafte Verbesserung nicht möglich oder das Risiko der Wiederholung der Verhaltensmuster bei späteren ambulanten Maßnahmen besteht, dann ist bereits eine vertraute Bezugsperson verfügbar, der gegenüber evtl. auch schon Bindungsverhaltensweisen gezeigt werden. Diese Bezugsperson kann die Betreuung übernehmen und konstante Bindungserfahrungen dauerhaft zur Verfügung stellen, die korrigierend wirken können.
Grundlegend für diese Möglichkeiten der Intervention sind das Verständnis der Herkunftsfamilie und deren Mitarbeit, was auch die Bereitschaft beinhaltet eine weitere Bindung zu zulassen und das Kind mit der neuen Bezugsperson angstlos in Kontakt zu bringen, indem z. B. auf den Emotionsausdruck geachtet wird, welcher oft über Furcht oder Neugier des Kindes entscheidet. (vgl. Abschnitt 3.3.2, 76)

Allerdings sind Verständnis und eine derartige intensive Mitarbeit durch die Herkunftsfamilie aufgrund der meist unsicheren Bindungsrepräsentationen häufig nicht vorhanden. (vgl. Abschnitt 3.2, 65–68)
Des Weiteren sind bei bestehenden Traumatisierungen, die an erster Stelle Schutz durch Distanz verlangen (vgl. Abschnitt 3.3.6, 95), die Möglichkeiten einer Belastungsminimierung eingeschränkt.
Dieses Problem besteht auch bei Inobhutnahmen, die überwiegend durch offensichtliche Gefährdungslagen begründet sind (vgl. Abschnitt 2.1.3, 19; vgl. Abschnitt 2.2, 23), wobei häufig nur ein sehr geringes soziales Netzwerk der Herkunftsfamilie vorhanden ist, welches das Kind oder den Jugendlichen aufnehmen könnte. (vgl. Abschnitt 4.1, 103)
Prinzipiell muss eine konstante Person vorhanden sein, die über den Ablauf der Trauerreaktion informiert ist und den Trauerprozess auch feinfühlig begleiten kann. Unterbringungen in Heimeinrichtungen, auch

bei Inobhutnahmen können dies selten gewährleisten. Auch bei unsicher-vermeidend gebundenen Kindern sind Trauerreaktionen zu erwarten, weil auch das vermeidende Verhalten die Nähe zur Bindungsfigur aufrechterhalten konnte, was durch die Trennung nicht mehr erreicht werden kann. (vgl. Abschnitt 3.1.1, 49; vgl. Abschnitt 3.2, 62) Insbesondere bei zeitlich absehbaren Unterbringungen können auch unkonventionelle Lebensformen (vgl. Abschnitt 2.4, 33), die besonders feinfühlig die Signale des Kindes beantworten können, genutzt werden, was evtl. auch dem Mangel an Pflegepersonen entgegenwirken kann.

Erklärungen, selbst wenn deren Inhalt dem Kind noch nicht verständlich ist, können angstmindernd wirken, da sich auch Kleinkinder durch die Körpersprache, Rhythmus, Tempo usw. verstanden fühlen und die Situation evtl. besser verarbeiten können. (vgl. Abschnitt 3.3.4, 78; vgl. Abschnitt 3.3.2, 76) Die Nichtbeteiligung von Kleinkindern ist deshalb bedenklich. (vgl. Abschnitt 2.4, 34)

Des Weiteren ist die Dauer der Inobhutnahmen, insbesondere für die Altersgruppe der unter 6-jährigen kritikwürdig. (vgl. Abschnitt 2.2, 24; vgl. Abschnitt 2.4, 39) Es muss von einer unkontrollierten Stressreaktion ausgegangen werden, da die Annäherung an die Bindungsperson nicht erfolgen kann. Diese Stressreaktion nehmen Kinder häufig als schleichenden Prozess wahr, was dazu zwingt die Dauer so kurz wie möglich zu halten. (vgl. Abschnitt 3.3.7) Gleichzeitig besteht die Möglichkeit, dass die Unsicherheit über den weiteren Verlauf durch die nonverbale Kommunikation der Herkunftseltern oder auch der betreuenden Person übertragen wird, was zu weiteren Unsicherheiten und Angst beim Kind führt. (vgl. Abschnitt 3.3.2, 76; vgl. Abschnitt 3.3.4, 78)
Unter Beachtung der Erkenntnis, dass je jünger ein Kind bei der Inobhutnahme ist, umso eher eine stationäre Hilfe folgt (vgl. Abschnitt 2.2, 24), ergibt sich das Problem eines erneuten Umgebungs- und Personenwechsels, was wiederum beängstigend wirkt, vor allem wenn möglicherweise nach einer langandauernden Inobhutnahme bereits eine Beruhigung beim Kind eingetreten ist.

Insgesamt sind häufige Fremdunterbringungen, wechselnde Bezugspersonen und Betreuungsarrangements in allen Altersstufen zu vermeiden, um den Kindern und Jugendlichen die Chance zur Reorganisation zu eröffnen und dauerhafte Schädigungen zu reduzieren oder zu vermeiden.

4.2.2 Umgangsregelungen

Nach dem Gesetz haben die Herkunftseltern das Recht und die Pflicht auf Umgang mit dem Kind. Die Kinder sind nicht verpflichtet, besitzen aber ein Recht auf Umgang mit den Eltern. Wie bereits erwähnt, liegt

diesem Gesetz die Vermutung zugrunde, dass Umgang dem Wohl des Kindes dient. (vgl. Abschnitt 2.1.1, 16–17) In der Praxis der stationären Hilfen finden meistens Kontakte zur Herkunftsfamilie statt. In nur sehr seltenen Fällen wird ein Umgangsausschluss durchgesetzt. (vgl. Abschnitt 2.4, 35)
Die Gründe, die überwiegend zur Fremdunterbringung führen (vgl. Abschnitt 2.3), sind auch bei der Umgangsregelung zu beachten. Eine sichere Bindung kann bei kaum einem Pflege- oder Heimkind unterstellt werden (vgl. Abschnitt 4.1), was die Zugrundelegung des § 1626 Abs. 3 BGB und seiner immanenten Vermutung eines dem Wohl des Kindes dienenden Umganges mit den Herkunftseltern keine Allgemeingültigkeit zukommen lässt, insbesondere da dieser Paragraph hauptsächlich für Scheidungskinder konzipiert wurde. Intention dieses Paragraphen war insbesondere die Verhinderung von Kontaktabbrüchen zu einem Elternteil nach einer Scheidung, weshalb die Voraussetzungen für einen Umgangsausschluss sehr hoch angesetzt sind. (vgl. Salgo, L. 2003) Die empirischen Belege der Bindungsforschung bezüglich der Entstehung desorganisierter Bindungsmuster und deren klinischer Relevanz betreffen wahrscheinlich den überwiegenden Teil der Heim- und Pflegekinder, wenn die Anlässe, welche häufig die stationären Hilfen begründen, mit einbezogen werden. (vgl. Abschnitt 3.2, 62–63; 68; vgl. Abschnitt 3.3.5; vgl. Abschnitt 3.3.6; vgl. Abschnitt 2.3) Des Weiteren ist aufgrund der Ähnlichkeit von desorganisierten Bindungsverhaltensweisen mit der Dissoziation, die oft bei Traumatisierungen auftritt, oder aufgrund der oft beschriebenen Verhaltensweisen, die auch bei chronisch traumatisierten Kindern und Jugendlichen meist zusätzlich zur posttraumatischen Belastungsstörung gefunden wurden, bei vielen Heim- und Pflegekindern eine Traumatisierung wahrscheinlich, deren negative Folgen von der Psychotraumatologie und auch der Neurobiologie aufgezeigt wurden. (vgl. Abschnitt 3.2, 63; vgl. Abschnitt 3.3.6, 91–95; vgl. Abschnitt 3.3.7)
Davon ausgehend, dass durch die neuronalen Verbindungen die Wahrnehmung und Interpretation von Situationen beeinflusst wird, kann bei traumatisierten Kindern der Kontakt zur Herkunftsfamilie ein erneutes Trauma oder eine Retraumatisierung bewirken, was eine erneute Gefährdung darstellen kann. Gleichzeitig besteht die Gefahr, dass bei angstauslösenden Kontakten, auch wenn diese im Rahmen eines betreuten Umgangs erfolgen, kontinuierliche Erfahrungen von Schutz und Sicherheit nicht gewährleistet werden können, was unabdingbar ist für den Aufbau einer sicheren Bindung, welcher entscheidende Bedeutung als Schutzfaktor vor Traumatisierungen und psychischen Schädigungen sowie zur Bewältigung zukommt. (vgl. Abschnitt 3.3.5; vgl. Abschnitt 3.3.6; vgl. Abschnitt 3.3.7) Unter Hinzuziehung der Grundsätze

einer Traumabehandlung, die eine Stabilisierung durch Schutz und eine sichere Beziehung zum Therapeuten betonen (vgl. Abschnitt 3.3.6, 95), können Umgangskontakte bei traumatisierten Heim- und Pflegekindern eine Kindeswohlgefährdung darstellen.
Daraus ergibt sich, dass eine eingehende Beschäftigung mit der Vorgeschichte des Einzelfalles und eine psychologische Diagnostik zwingend nötig sind, um Traumatisierungen zu identifizieren und daraufhin bereits während der Hilfeplanung die Umgangskontakte regeln zu können. Prinzipiell ist die Ablehnung des Umganges durch das Kind oder den Jugendlichen, auch wenn diese nicht traumatisiert sind, zu beachten. Eine Ablehnung ist möglich, weil Kinder und Jugendliche nicht zum Umgang verpflichtet sind.
Unter Beachtung der vermutlich hohen Anzahl traumatisierter Heim- und Pflegekinder ist die Seltenheit von Umgangsausschlüssen bedenklich, was allerdings auch den Gerichten verständlich gemacht werden muss.
Es ist anzumerken, dass ein Umgangsausschluss nicht dauerhaft sein muss, wenn eine Verarbeitung des Traumas erfolgen konnte.

Als problematisch ist bei misshandelten, vernachlässigten oder sexuell missbrauchten Kindern und Jugendlichen auch das Loyalitätsgebot zwischen Pflegepersonen, Betreuern und Herkunftseltern zu betrachten, da hier eine Verleugnung der beängstigenden Erfahrungen, die zur Unterbringung führten, droht, was den Eindruck bei Kindern und Jugendlichen verstärken kann, dass sie für das Verhalten ihrer Eltern verantwortlich sind und dass möglicherweise ihre Wahrnehmung der Situation falsch war. Wie hierbei eine angemessene Verarbeitung der Erfahrungen erfolgen soll, ist fraglich. (vgl. Salgo, L. 2003)

Insgesamt ist die Gefahr einer sich wiederholenden Traumatisierung oder Retraumatisierung und die gleichzeitige Verhinderung des Aufbaues einer sicheren Bindung als risikobesetzter anzusehen als die Belastung, welche durch die Trennung ausgelöst wird, vor allem auf dem Hintergrund, dass eine Ablösung und korrigierende Bindungserfahrungen möglich sind, wenn eine angemessene Bezugsperson zur Verfügung steht und keine weiteren Fremdplatzierungen im Vorfeld stattfanden. (vgl. Abschnitt 3.3.6, vgl. Abschnitt 3.2, 59; vgl. Abschnitt 3.3.5; vgl. Abschnitt 3.3.7) Daraus ergibt sich, dass der Vorrang eines ergänzungsfamiliären Konzeptes nicht immer angemessen erscheint.

4.2.3 Rückführungsoption

Nach den gesetzlichen Grundlagen sind die Herkunftseltern innerhalb eines für die Entwicklung des Kindes vertretbaren Zeitraumes dahingehend zu unterstützen, dass sie die Erziehung wieder selbständig übernehmen können. (vgl. Abschnitt 2.1, 14–15)

Die Möglichkeiten einer Rückführung können allerdings als stark eingeschränkt gelten. Es finden häufig im Vorfeld Hilfen statt, um Veränderungen in der Herkunftsfamilie zu bewirken. (vgl. Abschnitt 2.2, 21–22) Die darauf folgenden Unterbringungen deuten auf die Erfolglosigkeit dieser Maßnahmen hin, was wiederum auf verfestigte Verhaltensweisen von Herkunftsfamilie und Kind oder Jugendlichen schließen lässt. Die Gründe dieser Verfestigungen wurden bereits im Abschnitt 4.1 dargelegt.
Veränderungen sind demnach als äußerst langfristige Prozesse zu betrachten, vor allem wenn die Erkenntnisse mit einbezogen werden, dass misshandelnde, vernachlässigende oder sexuell missbrauchende Eltern ihr Verhalten trotz Behandlung fortsetzen und dass Interaktionsmuster, denen innere Arbeitsmodelle und neuronale Verschaltungen zugrunde liegen, nur sehr schwierig veränderbar sind, insbesondere in Familien mit kumulierenden Problemlagen, wie es in den Herkunftsfamilien von Heim- und Pflegekindern überwiegend gegeben war bzw. ist. (vgl. Abschnitt 3.3.5, 89; vgl. Abschnitt 3.3.4, 79; vgl. Abschnitt 3.3.7; vgl. Abschnitt 2.3, 25–26; vgl. Abschnitt 2.4, 32)
Des Weiteren stellen die zur Stabilität neigenden problematischen Verhaltensweisen der Kinder und Jugendlichen große Anforderungen an die Herkunftseltern, wenn eine Wiederholung der ungünstigen Interaktions- bzw. Beziehungsmuster verhindert werden soll. (vgl. Abschnitt 2.4, 39–40; vgl. Abschnitt 3.2, 68–69; vgl. Abschnitt 4.1, 102-106) Hinzu kommt noch die häufig auftretende Kritik, dass kaum Maßnahmen ergriffen würden, um die Herkunftsfamilie zu stabilisieren. (vgl. Abschnitt 2.4, 34)
Wiederholungen der massiv negativen Erfahrungen sind aus dieser Perspektive wahrscheinlich und bergen ein erhöhtes Risiko dauerhafter Schäden, was zusätzlich durch die eingeschränkten Bewältigungsmöglichkeiten, aufgrund der überwiegend unsicheren Bindungsmuster und die erhöhte Wahrscheinlichkeit erneuter Fremdplatzierungen weiter verschärft wird. (vgl. Abschnitt 3.3.5, vgl. Abschnitt 3.3.6, vgl. Abschnitt 3.3.7, vgl. Abschnitt 3.2, 65–67, vgl. Abschnitt 4.1, vgl. Abschnitt 2.4, 34–35)
Auf diesem Hintergrund ist Rückkehr von Heim- und Pflegekindern, insbesondere die hohe Anzahl von rückgeführten Heimkindern bedenklich. Die Behauptung, dass ein Großteil erneut fremduntergebracht werden muss, ist demnach vermutlich gerechtfertigt. (vgl. Abschnitt 2.2, 21–22; vgl. Abschnitt 2.4, 34–35)
Die möglichen Konsequenzen wiederholter Trennungen und negativer Erfahrungen, welche bereits mehrfach genannt wurden, bedingen eine

starke Überprüfung, ob jegliche Gefährdungslagen ausgeschlossen werden können und eine Rückführung in Betracht gezogen werden kann, was allerdings durch die eben beschriebenen Gründe und die Anlässe, welche die Unterbringungen gegenwärtig hauptsächlich begründen (vgl. Abschnitt 2.3), nur sehr selten der Fall sein dürfte. Eine intensive Elternarbeit ist trotzdem notwendig, um evtl. späteren Kindern der Familie günstigere Entwicklungsbedingungen bereitstellen zu können.

In Bezug auf den vertretbaren Zeitraum für die Entwicklung von Kindern und Jugendlichen sollten die Bindungsverhaltensweisen des Kindes oder Jugendlichen entscheidend sein. Dass Kinder und Jugendliche fähig sind Bindungen zu verschiedenen Bezugspersonen einzugehen, kann als erwiesen betrachtet werden. (vgl. Abschnitt 3.1.1, 47; vgl. Abschnitt 3.2, 70; vgl. Abschnitt 3.3.5, 81; 86) Wenn die neuen Bezugspersonen dauerhafte positive Erfahrungen bieten, ist eine hohe Wahrscheinlichkeit der Entwicklung einer sicheren Bindung gegeben, die als Schutzfaktor Vorrang vor dem Elternrecht haben muss. Zeichnet sich eine Bindung ab, unabhängig davon, ob das Kind oder der Jugendliche bereits 2 Jahre außerhalb der Herkunftsfamilie untergebracht ist (vgl. Abschnitt 2.4, 38), dann erscheint die Sicherung einer dauerhaften Lebensperspektive angezeigt, um weitere Trennungserfahrungen zu vermeiden und den Erhalt bzw. den Aufbau einer sicheren Bindung zu gewährleisten. Insbesondere in Vollzeitpflegeverhältnissen sind aber von den Jugendämtern kaum Aktivitäten zu verzeichnen, die eine dauerhafte Lebensperspektive des Kindes oder Jugendlichen rechtlich absichern. Sehr selten werden Adoptionen oder die Übertragung der Vormundschaft auf die Pflegeeltern oder Betreuer in Erwägung gezogen oder gerichtlich umgesetzt. (vgl. Salgo, L. 2003; vgl. Abschnitt 2.2, 20–22; vgl. Abschnitt 4.2, 34; 38; vgl. Abschnitt 2.1, 13–14)

4.2.4 Heimerziehung

Grundlegend notwendig ist mindestens eine verlässliche und einfühlsame Bezugsperson, um korrigierende Bindungserfahrungen bereitstellen zu können. (vgl. Abschnitt 3.2; vgl. Abschnitt 3.3.5) Aufgrund der meist bereits verfestigten inneren Arbeitsmodelle und den darauf beruhenden Situationsinterpretationen, müssen diese Erfahrungen langfristig konstant verfügbar sein, um eine mögliche Veränderung bewirken zu können. (vgl. Abschnitt 4.1)
In der Praxis der Heimerziehung sind überwiegend noch traditionelle Arrangements vorzufinden, d. h. mehrere Gruppen, deren Größen auch bei unter 6-jährigen meist 7 Mitglieder überschreitet, Schichtdienst und Arbeitsteilung. Des Weiteren wird häufig von Personalfluktuationen aufgrund der geringen Vergütung berichtet. (vgl. Abschnitt 2.4, 35)

Unter diesen Voraussetzungen ist eine konstante Bezugsperson, welche auch noch die Möglichkeit hat die Signale wahrzunehmen und angemessenen darauf zu reagieren, eher selten vorhanden, was wiederum eine Erfahrungswiederholung und die weitere Verfestigung der inneren Arbeitsmodelle sowie daraus resultierender Verhaltensweisen bedeuten kann. (vgl. Abschnitt 4.1)
Notwendig sind demnach Einrichtungen mit kleinen Gruppen, deren Größe insbesondere bei unter 6-jährigen 4 Mitglieder nicht überschreitet. Wie die entwicklungspsychopathologische Forschung wiederholt zeigen konnte, ist eine Kinderzahl von weniger als 4 Kindern innerhalb einer Familie als Schutzfaktor anzusehen. (vgl. Anhang, Tabelle 2, 159; vgl. Abschnitt 3.3.5, 82)
Die Bezugspersonen sollten kontinuierlich, vor allem in bindungsrelevanten Situationen für die jeweilige Gruppe zur Verfügung stehen, wobei das Konzept der Erziehungsstelle am besten geeignet erscheint. (vgl. Kap. 2, 10)
Für das Jugendalter, da hier die körperliche Nähe immer mehr an Bedeutung verliert, aber trotzdem eine primäre Quelle zur Trost- und Unterstützungssuche gebraucht wird, erscheint die Jugendwohngemeinschaft, welcher aber auch eine verlässliche und einfühlsame Bezugsperson zur Verfügung stehen sollte, am günstigsten. (vgl. Kap. 2, 10; vgl. Abschnitt 3.1.1, 48; vgl. Abschnitt 3.2, 67)
Es ist kaum zu übersehen, dass diese Vorschläge mehr Personal sowie auch eine angemessene Bezahlung erfordern und damit den finanziellen Bedarf der Heimeinrichtungen erhöhen.

Gleichzeitig stellen die Verhaltensweisen von Heimkindern besondere Anforderungen an die Qualifikationen der Betreuer. (vgl. Abschnitt 2.4, 39–40; vgl. Abschnitt 4.1, 105–107) Die derzeitige Praxis vermittelt überwiegend Kinder und Jugendliche in Heimerziehung, deren Verhaltensweisen eine traditionelle Pflegefamilie überfordern würden. (vgl. Abschnitt 2.4, 33) Unter Einbezug des Konzepts der Feinfühligkeit, welches grundlegend für positive Interaktionserfahrungen ist und der häufig schwierigen Interaktionsmuster von Heimkindern, ist ein erhöhtes Einfühlungsvermögen, Reflexionsfähigkeit, um die negativen Interaktionsprozesse zu durchbrechen und Wissen bezüglich Verhaltensweisen sowie Störungen, die in Zusammenhang mit dem Bindungskontext stehen, notwendig. (vgl. Abschnitt 3.1.1, 49; vgl. Abschnitt 3.2, 59–67; vgl. Abschnitt 4.1; vgl. Abschnitt 3.3.6) Daraus ergibt sich die Notwendigkeit von Weiterbildungen und Supervisionen.
Zusätzlich erscheinen Überprüfungen der Bindungsrepräsentationen von Betreuern angebracht, weil es als nachgewiesen angesehen werden kann, dass unsichere Repräsentationen die Feinfühligkeit beeinträchtigen. (vgl. Abschnitt 3.2, 63; 65–68)

Dass innerhalb der Heimerziehung Defizite bestehen, die wahrscheinlich mit den zuvor geschilderten Problemen in Zusammenhang stehen, verdeutlichen auch die Abbruchrate und die vermehrt bei Heimkindern auftretenden negativen Entwicklungsverläufe. (vgl. Abschnitt 2.4, 38; 40, vgl. Abschnitt 3.3.5, 86–87)

4.2.5 Vollzeitpflege

Pflegefamilien bieten durch ihre Überschaubarkeit, Zuverlässigkeit und emotionale Nähe einen guten Ausgangspunkt für die primäre Sozialisation. (vgl. Biermann, B. 2001, 598)
Insbesondere in Dauervollzeitpflegeverhältnissen stellen Kinder und Jugendliche ähnliche Anforderungen an die Qualifikationen der Pflegefamilien wie es bei Heimkindern der Fall ist, da den Hintergrund der Vollzeitpflege auch überwiegend massive negative Erfahrungen der Pflegekinder bilden. (vgl. Abschnitt 2.3; vgl. Abschnitt 2.4, 39–40, vgl. Abschnitt 105–107)
Das Wissen um den Zusammenhang von Erfahrungen und daraus resultierenden Anpassungsmechanismen, die sich auch in hirnorganischen Veränderungen niederschlagen können, kann das Verständnis für auffälliges Verhalten der Kinder erhöhen und damit unreflektierten Rückzugs- bzw. Ablehnungsreaktionen durch die Pflegefamilien vorbeugen, was wiederum einer Wiederholung der negativen Erfahrungen der Kinder und Jugendlichen vorbeugt. (vgl. Abschnitt 4.1) Auch für Pflegefamilien sind demnach Weiterbildungen und Supervisionen notwendig, um der Belastung und einer möglichen Überforderung begegnen zu können, welche einen Abbruch der Hilfe bewirken könnten.
Pflegefamilien sind höheren Anforderungen ausgesetzt, die angemessen honoriert werden sollten, was möglicherweise den Mangel an potentiellen Pflegepersonen minimieren könnte. (vgl. Abschnitt 2.4, 33)

5. Zusammenfassung

Hilfen zur Erziehung sind Sozialleistungen und bilden ein ausgleichendes sowie ergänzendes Sozialisationsfeld, deren Intention die Verwirklichung des Rechts junger Menschen auf Entwicklungsförderung sowie Erziehung zu einer gemeinschaftsfähigen und eigenverantwortlichen Persönlichkeit ist, was die Veränderung problematischer Verhältnisse, die Verhinderung von gesellschaftlichem Ausschluss und die Befähigung zu einem Leben unabhängig von öffentlichen Hilfen beinhaltet. Eine Hilfegewährung erfolgt, wenn die Verhaltensweisen von Eltern oder Kindern und Jugendlichen als abweichend eingeschätzt werden und dadurch die Einlösung des Rechts junger Menschen nicht gewährleistet werden kann. Die Grundlage bilden gesellschaftliche Bewertungsprozesse.

Die Eltern gelten als vorrangige Erziehungsinstanz, weshalb diese an erster Stelle zu beraten und zu unterstützen sind. Bei einer Kindeswohlgefährdung besitzt der Schutz des Kindes oder des Jugendlichen Vorrang, wobei auch ein gerichtlicher Eingriff in das Elternrecht möglich ist, wenn diese die Gefahr nicht abwenden wollen oder können. Die Jugendämter unterstützen die Gerichte durch die Bereitstellung von Informationen und Vorschlägen. Die Gerichte können den Eltern Maßnahmen auferlegen oder das Sorgerecht teilweise sowie vollständig entziehen, um die Gefährdung zu beseitigen.

Die Hilfen zur Erziehung werden im SGB VIII geregelt und in einem nicht abschließenden Katalog differenziert beschrieben, wobei eine Unterteilung in ambulante, teilstationäre und stationäre Hilfearrangements besteht. Heimerziehung und Vollzeitpflege gelten als stationäre Hilfen und sind in der Regel mit der Unterbringung des Kindes oder Jugendlichen über Tag und Nacht außerhalb der Herkunftsfamilie verbunden. Die Auswahl und die Gestaltung der Hilfen sollen nach den Strukturmaximen einer lebensweltorientierten Jugendhilfe und anhand des individuellen Bedarfs erfolgen, wobei die Entwicklung neuer Hilfeformen nicht ausgeschlossen ist.

Aus dieser Programmatik, welche sich aus den Reformbestrebungen während der 1960er Jahre entwickelte und durch das Inkrafttreten des KJHG rechtlich abgesichert wurde, resultierte der Ausbau ambulanter Maßnahmen, welcher die bis in die 1980er Jahre bestehende Dominanz stationärer Hilfen ablöste. Gleichzeitig erfolgte eine Ausdifferenzierung der stationären Hilfen. Insbesondere die Formen der Heimerziehung, die ein pädagogisch-therapeutisches Angebot darstellen, wurden vielgestaltig. Die gegenwärtigen Angebote erstrecken sich von Einrichtungen mit mehreren Gruppen und Schichtdienst über familienähnliche Arrangements bis zur Unterbringung gesamter Familien.

Die Vollzeitpflege, welche die Unterbringung in einer anderen (Pflege)Familie bedeutet, verfügt über Angebote, welche Kinder und Jugendliche unbefristet, für einen absehbaren Zeitraum oder in unvorhergesehenen Notsituationen aufnehmen können, wobei überwiegend Personen ohne pädagogische Ausbildung die Pflege übernehmen. Es existieren aber auch professionelle Pflegestellen.
Die Programmatik der Hilfen zur Erziehung, insbesondere der stationären Hilfen beinhaltet grundlegende Prinzipien, welche an erster Stelle die weitestgehende Vermeidung von stationären Unterbringungen anstreben.
Die Vollzeitpflege soll bei der Unvermeidbarkeit einer stationären Hilfe vorrangig behandelt werden.
Besteht die Notwendigkeit einer Heimerziehung soll diese möglichst von kurzer Dauer sein und in familienähnlichen Betreuungsarrangements unter Einbezug des bisherigen sozialen Umfeldes erfolgen.
Kinder, Jugendliche und ihre Herkunftsfamilien sollen an der Planung sowie der Gestaltung der individuellen Hilfe beteiligt werden.
Des Weiteren sollen die Herkunftsfamilien unterstützt werden, um eine Rückkehr des Kindes oder Jugendlichen innerhalb eines vertretbaren Zeitraumes zu ermöglichen.
Wenn eine Rückkehr unwahrscheinlich erscheint, soll eine dauerhafte Lebensperspektive für das Kind oder den Jugendlichen entwickelt werden.
Insgesamt wird während der stationären Unterbringung die Förderung der Beziehung zur Herkunftsfamilie angestrebt, was die Zusammenarbeit von allen Beteiligten bedingt.

Die Inobhutnahme von Kindern und Jugendlichen ist eine pädagogische Krisenintervention und dient dem vorübergehenden Schutz sowie der Klärung von Problemlagen. Es handelt sich nicht um eine Sozialleistung, sondern um eine »Andere Aufgabe der Jugendhilfe«. Eine Inobhutnahme ist möglich, wenn das Kind sowie der Jugendliche diese wünscht oder eine offensichtliche Gefahr vorhanden ist, wobei ein reiner Verdacht nicht ausreicht. Die Eltern sind innerhalb kürzester Zeit zu informieren. Unter Mitarbeit aller Beteiligten ist das Gefährdungsrisiko abzuschätzen und ggf. Hilfen zur Erziehung anzubieten.
Wenn die Eltern nicht bereit oder fähig sind die Gefährdung zu beseitigen, ist das Gericht anzurufen. Besteht keine Gefährdung ist das Kind oder der Jugendliche unverzüglich den Eltern zu übergeben.

Bei der Auseinandersetzung mit der Praxis der stationären Hilfen war feststellbar, dass:

- stationäre Hilfen weitgehend als letzte Alternative gewählt werden, insbesondere während der frühen Kindheit.

- im Vorfeld stationärer Hilfen häufig ambulante Maßnahmen stattfinden.
- die Anzahl der Kinder und Jugendlichen in Heimerziehung oder Vollzeitpflege trotzdem nicht unerheblich ist.
- Vernachlässigung und/oder Misshandlung überwiegend den Hintergrund der Unterbringungen bilden.
- die Herkunftsfamilien häufig strukturell unvollständig sind und eine Vielzahl kumulierender psychosozialer sowie ökonomischer Problemlagen aufweisen.
- die Auswahl der Unterbringungsform häufig nach bestimmten Kriterien erfolgt, welche unabhängig vom Partizipationsgrad der Beteiligten wirken. Diese Kriterien sind:
    - o das Alter, was durch die vermehrte Unterbringung in Heimerziehung ab 9 Jahren erkennbar wird,
    - o sexueller Missbrauch, der altersunabhängig überwiegend zur Heimunterbringung führt,
    - o deutliche Verhaltensprobleme des Kindes oder Jugendlichen, welche häufig eine Heimerziehung bewirken, obwohl diese Probleme nicht zum Ausschluss der Vollzeitpflege führen sollten und
    - o bestehende positive Beziehungen zur Herkunftsfamilie, was ebenfalls überwiegend zur Heimunterbringung führt.
- Heimunterbringungen die häufigste Form der stationären Hilfen darstellen, auch wenn die Programmatik die Vollzeitpflege als vorrangig betrachtet. Die Gründe dieser Vermittlungspraxis können auf der einen Seite der Mangel an potentiellen Pflegepersonen sein, aufgrund der geringen Gratifikation und der Orientierung an traditionellen Vorstellungen von einer strukturell vollständigen Mittelstandsfamilie bei deren Auswahl, weshalb unkonventionelle Lebensformen vernachlässigt werden. Auf der anderen Seite bieten sich die Einrichtungen der Heimerziehung verstärkt als professioneller, verlässlicher Partner an, was auch der Ausschöpfung ihrer Platzkapazitäten dienen kann.
- stationäre Hilfen überwiegend ohne gerichtliche Entscheidungen erfolgen.
- Kleinkinder während des Prozesses der Hilfeplanung häufiger übergangen werden.
- die Unterstützung der Herkunftsfamilie, um eine Rückführung zu ermöglichen, oft als mangelhaft kritisiert wird, aber

- trotzdem der überwiegende Anteil der Heimkinder in die Herkunftsfamilie zurückkehrt.
  Von den Pflegekindern kehrt nur ein geringer Anteil zurück.
- Besuchs- bzw. Umgangskontakte überwiegend stattfinden. Ein Umgangsausschluss wird selten durchgesetzt, meist erfolgt ein betreuter Umgang, wenn eine erneute Gefährdung nicht ausgeschlossen werden kann.
- die Heimerziehung noch überwiegend durch Schichtdienst, Mehrgruppenerziehung und Arbeitsteilung, trotz der Ausdifferenzierung der Formen, gekennzeichnet ist und die Gruppen meist mehr als 7 Kinder oder Jugendliche beinhalten.
  Des Weiteren treten häufig Personalfluktuationen auf, welche durch die geringe Vergütung der Mitarbeiter begründet werden.
- die Dauer der Heimerziehung durchschnittlich 1 Jahr und 8 Monate umfasst sowie mit zunehmendem Alter bei der Unterbringung ansteigt. Die Unterbringungsdauer für Säuglinge beträgt im Durchschnitt 4 Monate und für 3– bis unter 6–jährige bereits 1 Jahr. Im Verlauf der letzten Jahre ist die durchschnittliche Dauer gesunken.
- im Bereich der Vollzeitpflege überwiegend Fremdpflegefamilien und selten die Verwandtenpflege genutzt wird.
- die durchschnittliche Dauer einer Vollzeitpflege ca. 3 Jahre beträgt, wobei eine Rückführung nach 2 Jahren laut der vorherrschenden Meinung in gerichtlichen Verfahren unterbleiben sollte, wenn eine erfolgreiche Integration des Pflegekindes in die Pflegefamilie gelungen ist und die Rückführung keine erneute Gefährdung des Kindeswohls darstellt. Auch in der Vollzeitpflege ist eine Altersstaffelung erkennbar.
- die Zusammenarbeit von Pflegefamilie und Herkunftsfamilie häufig erschwert ist, durch negative Einmischungen der Herkunftsfamilie in den Pflegefamilienalltag, welche die Pflegekinder verunsichern.
- Abbrüche der stationären Hilfen keine Seltenheit darstellen. Insbesondere in der Vollzeitpflege wird als Hauptgrund häufig die Überforderung der Pflegeeltern und Beziehungsprobleme angegeben, wobei die Abbruchwahrscheinlichkeit vor allem durch das ansteigende Alter des Pflegekindes bei der Unterbringung, die negativen Einmischungen der Herkunftsfamilie, die Anzahl früherer Fremdunterbringungen und den Grad der Verhaltensauffälligkeiten des Pflegekindes zunimmt.

- ein Wechsel von einer Pflegefamilie zur einer anderen nicht selten auftritt. Dies gilt ebenfalls für den Wechsel in Heimerziehung.
- Heim- und Pflegekinder häufig gravierende Verhaltensauffälligkeiten und negative Entwicklungsverläufe aufweisen, wobei die Verantwortung dafür überwiegend in der Vermittlungspraxis der Jugendämter gesucht wird. Die Qualität der Vermittlung wird insbesondere aufgrund eines Abbaues der Fachkräfte angezweifelt.

Die Auseinandersetzung mit der Praxis der Inobhutnahmen zeigte, dass:

- insgesamt eine rückläufige Tendenz besteht, aber in der Altersgruppe der unter 3-jährigen eine Zunahme zu verzeichnen ist.
- überwiegend aufgrund von Gefährdungslagen Schutzmaßnahmen nötig werden.
- die Unterbringung überwiegend in Einrichtungen der Heimerziehung erfolgt, wobei in der Altersgruppe der unter 3-jährigen etwas mehr als 50 % bei einer geeigneten Person untergebracht werden.
- die Dauer der Inobhutnahmen, insbesondere bei den unter 6-jährigen überwiegend mehr als 7 Tage beträgt und
- im Anschluss nur bei einem geringen Anteil eine stationäre Hilfe eingeleitet wird, wobei erkennbar ist, dass ein geringes Alter bei der Inobhutnahme die Wahrscheinlichkeit einer anschließenden stationären Hilfe erhöht.

Die Bindungstheorie wurde von dem Psychiater und Psychoanalytiker John Bowlby in den 1950er Jahren formuliert. Inspiriert wurde er von seinen eigenen Beobachtungen in Heimen und Krankenhäusern, von Forschungen anderer Wissenschaftler, u. a. von René Spitz und Anna Freud, sowie Ergebnissen der Ethologie, welche die Auswirkungen früher Mutter-Kind-Trennungen untersuchten.
Die Erkenntnisse der Beobachtungen verdeutlichten insbesondere, dass Trennungen vor dem 6. Lebensmonat oftmals die Ausbildung eines Hospitalismussyndroms nach sich zogen, aber auch spätere Trennungen unmittelbare und häufig dauerhafte Verhaltensauffälligkeiten hervorbrachten. Diese Auswirkungen standen in engen Zusammenhang mit der damals üblichen Fremdplatzierungspraxis im europäischen Raum. Es dominierte die Heimerziehung in allen Altersstufen, welche durch eine häufige Verlegungspraxis, Massenversorgung, Personalknappheit und einem daraus resultierenden Mangel an emotionaler Zuwendung gekennzeichnet war.
Die Erkenntnisse der Ethologie verwiesen darauf, dass ein konstantes Bezugswesen eine Schutzfunktion im Sinne eines Zufluchtsortes unab-

hängig von der Nahrungsversorgung erfüllt, dass diese Verhaltensstrategie das Überleben der Nachkommen sichert und dass die Nichtverfügbarkeit in beängstigenden Situationen unmittelbare und langfristige negative Auswirkungen hat, da keine angemessenen Verhaltensstrategien in dieser Situation verfügbar sind.
Aufgrund dieser Erkenntnisse setzte sich zunehmend die Ansicht durch, dass langfristige Trennungen und Heimeinweisungen insbesondere in der frühen Kindheit weitestgehend zu vermeiden, der Ausbau der Pflegefamilienerziehung notwendig und Veränderungen in der Gestaltung der Heimerziehung unumgänglich sind. Des Weiteren bildeten diese Erkenntnisse die Grundlage für die Formulierung der Bindungstheorie, deren Thesen wesentlich durch die Arbeiten von Mary Ainsworth erhärtet und der wissenschaftlichen Forschung zugänglich wurden.
Die Erklärungsmodelle der Bindungstheorie trieben die Verbreitung und praktische Durchsetzung der veränderten Ansichten im europäischen Raum voran.
In Deutschland setzten gravierende Veränderungen im Zuge der Heimkampagne ein, bevor die Bindungstheorie ins Deutsche übersetzt worden war. Inwieweit die Bindungstheorie die einsetzenden Veränderungen beeinflusste kann nicht eindeutig geklärt werden. Der Einfluss der Bindungstheorie auf die gegenwärtige Praxis der stationären Hilfen ist eindeutig und wird anhand verschiedener Gesetzestexte, propagierter Grundprinzipien, der Ausdifferenzierung der Heimerziehung und auch in verschiedenen Aspekten der Vermittlungspraxis deutlich.

Die Bindungstheorie ist mittlerweile eine fest in der Psychologie etablierte Theorie enger zwischenmenschlicher Beziehungen, deren Grundlagen von Bowlby und Ainsworth geschaffen wurden. Diese Theorie hat ihren Ursprung in der Psychoanalyse, weicht aber durch systemisches Denken und den Einbezug ethologischer sowie kognitionspsychologischer Konzepte von den klassischen psychoanalytischen und lerntheoretischen Ansichten ab. Ihr Gegenstand ist der Aufbau, die Entwicklung und die Veränderung emotionaler Bindungen im Lebenslauf von Menschen sowie das daraus resultierende Verhalten und Erleben.
Die internationale Bindungsforschung überprüfte die Thesen der Bindungstheorie und die Ergebnisse von Mary Ainsworths Arbeiten unter Anwendung umfangreicher Längsschnittuntersuchungen. Dies führte zur Weiterentwicklung der Theorie, zur Ausweitung der Bindungsforschung und deren Methoden sowie zur Verifizierung der wesentlichen Thesen.
Zusätzlich erfährt die Bindungstheorie durch Erkenntnisse anderer Forschungsdisziplinen in vielen Aspekten Bestätigung und Ergänzung.

Emotionale Bindungen sind ein selbständiger biologischer Prozess, welcher eine überlebenswichtige Schutzfunktion besitzt und unabhängig von Nahrungsversorgung sowie Sexualität ist. Die Fähigkeit zum Aufbau emotionaler Bindungen umfasst die Suche nach Schutz, Trost und Unterstützung sowie deren Gewährung. Die Verhaltensweisen, wie z. B. Weinen und Lächeln, welche den Aufbau gewährleisten können, sind von Geburt an vorhanden und sollen die Nähe zu den verfügbaren Bezugspersonen aufrechterhalten, um Trost, Schutz und Hilfe in bedrohlichen Situationen zu erhalten.
Das elterliche Fürsorgeverhalten gewährleistet in der Regel, dass mindestens eine konstante Bezugsperson verfügbar ist, welche die Signale des Kindes sofort sowie angemessen beantworten kann und damit den Schutz sicherstellt.
Diese aufeinander abgestimmten Verhaltensstrategien von Eltern und Kindern werden evolutionär begründet, da diese ausgehend von der frühen Menschheitsgeschichte das Überleben der Nachkommen und damit die Verbreitung der Gene am effektivsten sichern können. Die ethologische Forschung bekräftigt diese Ansicht. Des Weiteren bestätigen die Beobachtungen von Ainsworth, die Interaktionsforschung und die Säuglingsforschung das kulturübergreifende Vorhandensein spezifischer Verhaltensweisen.

Die Bindungsentwicklung vollzieht sich in verschiedenen Phasen, welche ebenfalls kulturübergreifend gleich sind.
Bindungsverhaltensweisen werden zunächst unterschiedslos an verschiedene Personen gerichtet. Ab ca. dem 4. Lebensmonat können Kinder zwischen vertrauten und fremden Personen unterscheiden. Die Bindungsverhaltensweisen werden dann vermehrt an die vertrauten Bezugspersonen gerichtet. Dass Fähigkeiten der Unterscheidung und Wiedererkennung vorhanden sind, bestätigt die Säuglingsforschung.
Mit Einsetzen der Objektpermanenz beginnt die zielkorrigierte Phase der Bindungsentwicklung, in welcher sich über den Aufenthaltsort der vertrauten Bezugspersonen rückversichert wird und diese auch gesucht sowie vermisst werden, was von der Säuglingsforschung bekräftigt wird. Dies ist Ausdruck der sich zunehmend festigenden emotionalen Bindungen.
Während der frühen Kindheit entstehen emotionale Bindungen nur zu wenigen vertrauten Bezugspersonen, die bei störungsfreiem Verlauf dauerhaft sind.

Kinder sind fähig nach einem Verlust der Bindungsperson neue Beziehungen einzugehen. Allerdings können wiederholte Verluste von Bindungspersonen und häufige Wechsel von Bezugspersonen psychopathologische Auffälligkeiten bewirken, was u. a. die Untersuchungen von Bowlby und auch der entwicklungspsychopathologischen Forschung ergaben.

Im Jugendalter verliert die Suche nach körperlicher Nähe bei den primären Bindungspersonen zunehmend an Bedeutung. Zudem findet eine Ergänzung durch neue Bindungen statt.

Das Explorationsverhalten bildet die gegensätzliche Komponente zum Bindungsverhalten. In beängstigenden oder verunsichernden Situationen wird das Bindungsverhalten aktiviert und durch Trost oder Rückversicherung bei der Bindungsperson wieder deaktiviert, was zu erneutem Erkundungsverhalten führt. Grundvoraussetzung für die optimale Balance zwischen Bindungs- und Explorationsverhalten ist die Feinfühligkeit der Bindungspersonen, welche die Wahrnehmung und die richtige Interpretation der kindlichen Signale sowie eine altersentsprechend prompte und angemessene Reaktion darauf beinhaltet. Das Gefühl von Sicherheit ist grundlegend für die Erkundung der Umwelt und damit zur Aneignung von Kompetenzen.

Anhand konstanter interaktiver Erfahrungen mit den Bindungspersonen erwarten Kinder bereits Ende des 1. Lebensjahres bestimmte Reaktionen auf ihre Bindungsverhaltensweisen. Unterschiede in der Bindungsentwicklung spiegeln sich bereits in diesem Alter in unterschiedlichen Interaktionsmustern bzw. Bindungsmustern wider, die eine Anpassung an das Verhalten der jeweiligen Bindungsperson darstellen, um unter den bestehenden Bedingungen die Nähe aufrechtzuerhalten. Der Nachweis, dass das elterliche Verhalten wesentlich die Entstehung der jeweiligen Verhaltensmuster und die zugrunde liegenden Bindungsmuster beeinflusst, auch unter Einbezug genetischer Unterschiede, konnte in verschiedenen Studien unterschiedlicher Forschungsrichtungen erbracht werden.

Das zugrunde liegende Wissen, welches durch die Erfahrungen angesammelt wurde, organisiert sich zunehmend als innere Arbeitsmodelle, auf deren Grundlage das Verhalten und die Erreichbarkeit der Bindungspersonen vorhergesagt und das eigene Denken, Fühlen und Handeln sowie der Zugang zu Erinnerungen gesteuert werden. Des Weiteren beeinflusst das erfahrene Ausmaß an Zuneigung auch das Selbstbild und dementsprechend das Selbstwertgefühl.

Es werden 4 Bindungsmuster bzw. -modelle unterschieden, welche durch bestimmte Interpretations- und Verhaltensweisen in der Interaktion mit den Bindungspersonen, insbesondere bei Trennungs-Wiedervereinigungsszenarien und auch in anderen sozialen Kontexten gekennzeichnet sind.

Das sichere Bindungsmodell entsteht durch feinfühliges Verhalten der Bezugspersonen und ist Ausdruck einer optimalen Balance zwischen

Explorations- und Bindungsverhalten. Es beinhaltet das Vertrauen in die Verfügbarkeit der Bindungsperson und auf andere Hilfe. Es ist u. a. gekennzeichnet durch mehr Empathie, höhere Konzentration, wenig Aggressionen, positive Umweltwahrnehmung, positives Selbstbild, weniger vermeidende Bewältigungsstrategien, weniger Probleme in sozialen Interaktionen sowie stabile auf Gegenseitigkeit angelegte Freundschaften und Liebesbeziehungen. Insgesamt geht das sichere Bindungsmodell mit höherer Anpassungs- und Widerstandsfähigkeit einher. Dieses Bindungsmodell trägt wesentlich zur Vermeidung von Verhaltensauffälligkeiten und Psychopathologien, insbesondere von Traumata bei.
Die unsicheren Modelle entstehen durch Zurückweisungen, unzuverlässige Verfügbarkeit und unberechenbare Reaktionen der Bezugspersonen. Diese Modelle beeinträchtigen eine optimale Exploration, was Auswirkungen auf die kognitiven Fähigkeiten haben kann. Des Weiteren beinhalten diese Modelle überwiegend die gegensätzlichen Kennzeichen einer sicheren Bindung und erhöhen das Risiko zur Ausbildung von Traumata und psychopathologischer Auffälligkeiten.
Das desorganisierte Bindungsmuster ist ein kurzzeitiger Zusammenbruch von Verhaltensstrategien. Dieses Muster beinhaltet das massive Risiko zur Ausbildung psychopathologischer Symptome und es tritt häufig im Zusammenhang mit Traumata auf. Gründe für die Entstehung sind ungewöhnliche Verhaltensweisen und Traumatisierungen der Bezugspersonen sowie Misshandlung und/oder Vernachlässigung.

Die Methoden der Bindungsforschung zur Erfassung der Bindungsmuster bzw. Bindungsmodelle beinhalten insbesondere die Beobachtung der Verhaltensweisen von Kindern in der Interaktion mit ihren Eltern in Alltagssituationen und in Belastungssituationen.
Mit wachsender mentaler Vorstellungs- und Sprachfähigkeit der Kinder werden die inneren Arbeitsmodelle zusätzlich anhand von Interviews unter Zuhilfenahme kindgerechter Requisiten identifiziert, wobei die nonverbale und verbale Kommunikation über u. a. vorgestellte Trennungsszenarien erfasst wird.
Bei Schulkindern wird durch Erfragen von nicht weit in der Vergangenheit liegenden bindungsbezogenen Ereignissen und der aktuellen Familiensituation das Arbeitsmodell erfasst.
Ab dem Jugendalter wird die Methode des Erwachsenenbindungsinterviews eingesetzt, um das Arbeitsmodell zu klassifizieren.

Die Bindungspersonen verfügen ebenfalls über innere Arbeitsmodelle, welche sich in der Interaktion mit dem Kind entsprechend äußern. Die Arbeitsmodelle von Bindung werden mit hoher Wahrscheinlichkeit generationsübergreifend weitergegeben. Bekräftigt werden diese Erkenntnisse durch Studien der Interaktionsforschung, in denen bestimmte ungewöhnliche Verhaltensformen bei traumatisierten Eltern und typische den unsicheren Bindungsmodellen entsprechende Interaktions- und Interpretationsmuster bei vernachlässigenden und/oder misshandelnden Eltern nachgewiesen werden konnten, welchen überwiegend auch unsichere Modelle zugrunde lagen. Ähnliche Ergebnisse erzielte auch die entwicklungspsychopathologische Forschung bei Untersuchungen welche die Weitergabe von Misshandlung und/oder Vernachlässigung zum Inhalt hatten.

Die Arbeitsmodelle und daraus resultierende Interpretations- sowie Verhaltensweisen neigen zur Stabilität, da neuronale Verschaltungen zugrunde liegen, die zunehmend verfestigt werden. Veränderungen sind bei dauerhaft abweichenden Erfahrungen nicht unmöglich, aber ein langfristiger Prozess. Besondere Bedeutung kommt der emotionalen Zuwendung und Unterstützung zu, welche auch im Erwachsenenalter Auffälligkeiten und die Wahrscheinlichkeit der Weitergabe von Misshandlungen und/oder Vernachlässigungen minimieren kann, was durch die entwicklungspsychopathologische Forschung nachgewiesen wurde. Problematisch ist, dass die Interpretations- und Verhaltensweisen, welche in Zusammenhang mit den unsicheren Bindungsmustern stehen, häufig die Unterstützungssuche bei anderen Personen verhindern oder deren Rückzug und Ablehnung provozieren.

Die unsicheren Bindungsmuster sind vermehrt in Populationen zu finden, in welchen verschiedene Risiken vorliegen. Insbesondere bei misshandelten und vernachlässigten Kindern und Jugendlichen sind unsichere, vor allem desorganisierte Bindungsmuster sehr häufig.
Die entwicklungspsychopathologischen Forschungsergebnisse bestätigen, dass psychosoziale Belastungen in der frühen Kindheit, vor allem wenn diese kumulativ vorliegen, die Wahrscheinlichkeit dauerhafter sozialemotionaler und kognitiver Beeinträchtigungen deutlich erhöhen. Zusätzlich beinhalten Misshandlung, Vernachlässigung und sexueller Missbrauch ein massiv erhöhtes Risiko zur Entwicklung von Persönlichkeitsstörungen und Traumata. Die Folgen sind umso gravierender, je früher die Ereignisse einsetzen.

Die Verbindung der Erkenntnisse zur gegenwärtigen Praxis der stationären Hilfen mit den Erkenntnissen der Bindungsforschung, welche zusätzlich von anderen Forschungsdisziplinen bestätigt und ergänzt werden, ergab interessante Ergebnisse.
Die Mehrheit der Heim- und Pflegekinder ist vor der stationären Hilfe einer Vielzahl psychosozialer Risiken ausgesetzt. Gleichzeitig besteht häufig ein gravierender Mangel an Schutzfaktoren.
Eine emotionale Bindung an die Herkunftsfamilie ist in den meisten Fällen vorhanden, wobei eine sichere Bindungsentwicklung eher unwahrscheinlich erscheint, aufgrund der Anlässe der Unterbringung,

welche insbesondere die Wahrscheinlichkeit desorganisierter Bindungsmuster massiv erhöhen, und den meist unsicheren Bindungsmodellen der primären Bindungspersonen.
Die spezifischen Interpretations- und Verhaltensweisen, welche mit den unsicheren Bindungsmodellen der Herkunftsfamilien und der Kinder einhergehen, schränken häufig die Verfügbarkeit emotionaler Unterstützung durch andere Personen ein.
Unsichere Bindungsmodelle haben oft auch die Einschränkung einer optimalen Exploration der Umwelt zur Folge, was Einfluss auf die kognitive Leistungsfähigkeit ausübt. Des Weiteren beinhalten unsichere Bindungsmuster meist ein negatives Selbstbild.
Das häufige Auftreten von Verhaltensauffälligkeiten bei Heim- und Pflegekindern kann auf dem Hintergrund der psychosozialen Hochbelastung und dem Mangel an Schutzfaktoren vor der stationären Hilfe, wobei die häufig vorliegende unsichere Bindung die Verfügbarkeit anderer Schutzfaktoren beeinflusst, erklärt werden.
Die Arbeitsmodelle von Heim- und Pflegekindern sind oftmals bereits zu Beginn der stationären Hilfe verfestigt und werden in andere soziale Kontexte übertragen. Viele der häufig beschriebenen abweichenden Verhaltensweisen resultieren aus der generalisierten Übertragung der Arbeitsmodelle, deren Grundlage die Erfahrungen mit den primären Bindungspersonen ist.

Heim- und Pflegekinder sind häufig einem erhöhten Traumatisierungsrisiko ausgesetzt, insbesondere durch die Anlässe, welche die Unterbringung begründen und dem gleichzeitigen Versagen der Schutzsuche bei der Bindungsperson, welche vor allem in der frühen Kindheit eine wichtige Bewältigungsstrategie darstellt. Zusätzlich beinhaltet die Trennung ein hohes Traumatisierungspotential, welches verstärkt wird durch die auf dem unsicheren Arbeitsmodell basierende Erwartung, dass keine Rückkehr oder anderweitige Hilfe erfolgt. Es besteht eine hohe Wahrscheinlichkeit, dass viele Heim- und Pflegekinder traumatisiert sind und deren Symptomatik missverstanden wurde.

Insgesamt liegt bei Heim- und Pflegekindern eine besondere Problematik vor. Die häufig massiv erhöhte Risikobelastung und der Mangel an Schutzfaktoren bereits in der Herkunftsfamilie, insbesondere die mangelnde Verfügbarkeit einer sicheren Bindung steigert enorm die Auftretenswahrscheinlichkeit von negativen Entwicklungsverläufen und psychischen Störungen. Zusätzlich erschweren die überwiegend unsicheren Bindungsmodelle und die daraus resultierenden Interpretations- und Verhaltensweisen den Zugang zu protektiven Faktoren. Insbesondere da die Verhaltensweisen häufig den Rückzug oder die Ablehnung durch andere Personen provozieren, was die jeweiligen Arbeitsmodelle bestätigt und weiter verfestigt.

Die Erkenntnisse insbesondere der Bindungsforschung liefern Erklärungen für diese Problematik und können somit das Verständnis für diese Kinder und Jugendlichen erhöhen sowie der unreflektierten Ablehnung oder dem Rückzug der Heimbetreuer oder der Pflegefamilien entgegenwirken, um positive Erfahrungen zu ermöglichen und dauerhafte negative Konsequenzen zu minimieren oder zu vermeiden.
Gleichzeitig können diese Erkenntnisse zur Argumentation genutzt werden, um der ausschließlichen Schuldzuweisung der Auffälligkeiten an die Vermittlungspraxis der Jugendämter zu begegnen.

Unter Beachtung des Elternrechts, der Auswirkungen von Trennungen und der enormen Bedeutung einer sicheren Bindung als Schutzfaktor sollte der Primärprävention bereits während der Schwangerschaft vorrangige Bedeutung eingeräumt werden. Ein Anspruch auf Hilfe zur Erziehung sollte bereits zu diesem Zeitpunkt bestehen, wenn bei den werdenden Eltern Bedingungen vorliegen, die eine unsichere Bindungsentwicklung begünstigen. Insbesondere stellen bestehende unsichere Bindungsmodelle bei den potentiellen Bindungspersonen einen bedeutenden Risikofaktor, auch für mögliche Misshandlungen oder Vernachlässigungen dar, welcher durch das Erwachsenenbindungsinterview identifiziert werden kann.
Für die Nutzung des Erwachsenenbindungsinterviews bedarf es entsprechend ausgebildeten Personals und der intensiven bindungstheoretischen Aufklärungsarbeit, um ein Verständnis für den Eingriff in die Privatsphäre zu erreichen.

Interventionen, wie z. B. Interaktionstrainingsmaßnahmen, Traumatherapie, emotionale Unterstützung durch eine sozialpädagogische Familienhilfe können bei der Bearbeitung der Arbeitsmodelle unterstützend wirken.
Eine sozialpädagogische Familienhilfe in dieser Funktion benötigt bindungstheoretisches Wissen, um die Verhaltensweisen der potentiellen Bindungspersonen interpretieren und korrigierende Bindungserfahrungen bereitstellen zu können, was Weiterbildungen voraussetzt. Des Weiteren muss die Langfristigkeit der Maßnahme und auch die Verfügbarkeit zu außergewöhnlichen Zeitpunkten gewährleistet werden, um Veränderungen der Arbeitsmodelle zu erreichen.
Eine hohe Klientenanzahl und die Festlegung der Stundenanzahl verfehlen diese Wirkung, weshalb eine Erhöhung der Mitarbeiter und der Gehälter aufgrund der höheren Belastung notwendig werden.

Ein bestehendes unsicheres Bindungsmodell bei Kindern und Jugendlichen sowie das gleichzeitige Vorhandensein weiterer Risikofaktoren entspricht der Definition einer Kindeswohlgefährdung nach dem BGB, da es sich um eine Beeinträchtigung der kognitiven, durch die Ex-

plorationseinschränkung, und der seelischen Entwicklung handelt. Vor allem weil keine oder nur wenige Schutzfaktoren vorhanden sind und der Zugang zu weiteren protektiven Faktoren sowie positiven Interaktionserfahrungen erschwert wird.
Aufgrund des Schutzauftrages der Kinder- und Jugendhilfe müssen Hilfen angeboten werden, welche dem Kind oder Jugendliche dauerhafte positive Interaktionserfahrungen ermöglichen und die weiteren Risikofaktoren in der Familie minimieren. Dies bedingt die Zusammenarbeit verschiedener Dienste.
Zusätzlich verhindern die meist unsicheren Bindungsmodelle der Eltern eine selbständige Unterstützungssuche und die Reaktion auf schriftliche Einladungen. Von Bedeutung sind dementsprechend die Initiative der Kinder- und Jugendhilfe und die aufsuchende Arbeit.

Zur Früherkennung von bestimmten Risikofaktoren und unsicherer Bindungsmuster bietet sich die Verpflichtung zu regelmäßigen Arzt- und Kindertagesstättenbesuchen an, um Hinweise auf mögliche Probleme in der Familie zu erhalten.
In Kindertagesstätten können zusätzlich korrigierende Erfahrungen angeboten werden. Dies bedarf eines flächendeckenden Angebotes an Kindertagesstätten, einer Erhöhung des finanziellen Budgets, der Veränderung von Gesetzen, der Aufklärungsarbeit in Öffentlichkeit und einer verstärkten bindungstheoretischen Weiterbildung in allen sozialen Berufen.

Kurzfristige ambulante Maßnahmen können als diagnostisches Instrument fungieren, um Einblicke in die Interaktionsmuster der Familie, verfügbare Schutzfaktoren und weitere Risikofaktoren zu erhalten. Notwendig ist die intensive Auseinandersetzung mit dem Einzelfall, aufgrund der Komplexität der Einflussfaktoren auf die Bindungsentwicklung und die möglichen Konsequenzen, um Erkennen zu können, ob der Verbleib in der Familie ein höheres Risiko zur Ausbildung von dauerhaften Schädigungen und Traumatisierungen beinhaltet als die Trennung. Mitarbeiterreduktionen und Budgetkürzungen lassen eine intensive Auseinandersetzung kaum zu. Des Weiteren kann das Wissen über die Auswirkungen der unterschiedlichen Bindungsmuster, die Methoden der Bindungsforschung und die elterlichen Verhaltensweisen, welche zu einer unsicheren Bindung führen können, zur Diagnostik eingesetzt werden.

Die Favorisierung ambulanter Maßnahmen in der frühen Kindheit bei bestehender Misshandlung, Vernachlässigung und sexuellem Missbrauch ist kritikwürdig. Überwiegend bilden schwer veränderbare unsichere Bindungsmodelle der Herkunftsfamilie die Grundlage, welche durch meist zusätzliche Belastungen und häufig mangelnde emotionale

Unterstützung verstärkt werden. Das Wiederholungsrisiko und somit die Wahrscheinlichkeit der Entwicklung abweichender Verhaltensweisen, dauerhafter schwerwiegender Schädigungen sowie chronischer Traumatisierungen ist stark erhöht. Ambulante Maßnahmen können die Kontinuität positiver Erfahrungen nur in sehr geringem Umfang leisten und unterstützen indirekt die Verfestigung des Arbeitsmodells und der zugrunde liegenden neuronalen Verbindungen sowie die daraus resultierenden Verhaltens- und Interpretationsweisen.

Um die gravierenden Konsequenzen einer Trennung zu mindern und einen neuen Bindungsaufbau oder zumindest korrigierende Erfahrungen zu ermöglichen, muss insbesondere in der frühen Kindheit mindestens eine konstante und feinfühlige Bezugsperson verfügbar sein.
Unterbringungen in traditionellen Heimeinrichtungen, wie sie noch bei einigen Kindern praktiziert werden und Wechsel des Betreuungsarrangements während der frühen Kindheit sind prinzipiell zu vermeiden. Die vermehrte Vermittlung in Heime ab 9 Jahren ist problematisch. Die Verhaltensweisen, welche häufig diese Vermittlungspraxis bedingen, basieren meist auf einem verfestigten unsicheren Bindungsmodell. Traditionelle Heimeinrichtungen können nur selten dauerhafte korrigierende Bindungserfahrungen bieten. Zusätzlich ist die Integration in eine Heimgruppe schwierig, was wieder Erfahrungen von Zurückweisung und Ablehnung beinhalten kann.
Es besteht die Notwendigkeit des Abbaus traditioneller Heimeinrichtungen und des Ausbaus von Erziehungsstellen, Pflegestellen und Pflegefamilien. Die Kenntnis über Vorgeschichte und Bindungsmuster des Kindes kann Hinweise auf erwartbares Verhalten liefern.

Die Nichtbeteiligung von Kleinkindern ist bedenklich. Erklärungen können angstmindernd wirken, auch wenn deren Inhalt noch nicht verständlich ist.

Trennungen sind immer belastend und manchmal traumatisierend. Es müssen Möglichkeiten geschaffen werden, um dies zu minimieren oder zumindest die Dauer zu verkürzen.
Eine Alternative bietet die derzeit noch selten genutzte Verwandtenpflege, aufgrund der Vertrautheit der Beteiligten. Das bedingt die Überprüfung, ob möglicherweise Bindungen zu Verwandten oder Nachbarn bestehen. Auch wenn diese nicht dem Standard einer Mittelstandsfamilie entsprechen, ist im Hinblick auf die Belastungsminimierung diese Alternative vorteilhafter. Durch Unterstützungen dieser Personen können mögliche Defizite ausgeglichen werden. Diese Alternative bietet sich auch bei Inobhutnahmen an.

Eine weitere Alternative ist die Unterbringung gesamter Familien in stationären Hilfen, welche ebenfalls nur selten Anwendung findet. Diese

Variante bietet die Vorteile, dass die konstante Anwesenheit einer neuen Bezugsperson gewährleistet und damit das Risiko einer Erfahrungswiederholung minimiert sowie die Bindungspersonen erhalten werden können. Zusätzlich kann diese Person als Modell fungieren.
Gleichzeitig kann sich zwischen Kind und neuer Bezugsperson möglicherweise eine Bindung entwickeln, welche bei einer unausweichlichen Trennung die Belastung reduzieren kann.
Grundlegend sind die intensive Mitarbeit und das Verständnis der Eltern.

Bei mangelnder Mitarbeit, bestehenden Traumatisierungen und Inobhutnahmen wegen Gefährdungslagen sind die Möglichkeiten der Belastungsminimierung gering, die Trennung meist unausweichlich. Die notwendige feinfühlige Begleitung der zu erwartenden Trauerreaktion des Kindes kann in traditionellen Heimeinrichtungen nicht optimal gewährleistet werden. Vor allem die häufige Unterbringung in Heimen bei Inobhutnahmen ist kritikwürdig. Dem Mangel an Pflegepersonen, welcher oft den Hintergrund dieser Unterbringungspraxis bildet, könnte durch die derzeit noch vernachlässigte Nutzung unkonventioneller Lebensformen entgegengewirkt werden.

Die Dauer der Inobhutnahmen insbesondere bei den unter 6-jährigen muss reduziert werden, um die Belastung zu verkürzen.
Um eine erneute Belastung durch Umgebungs- und Personenwechsel zu verhindern, aufgrund der hohen Wahrscheinlichkeit einer stationären Hilfe im Anschluss an die Inobhutnahme bei Kleinkindern, sollte die Möglichkeit zum Verbleib in der Inobhutnahmestelle gegeben sein.

Die für das Umgangsrecht relevanten Paragraphen wurden für Scheidungskinder konzipiert. Die gesetzliche Vermutung eines dem Wohl des Kindes förderlichen Umgangs mit den Herkunftseltern kann aufgrund der Anlässe der stationären Hilfen nicht einschränkungslos auf Heim- und Pflegekinder übertragen werden.
Bei Traumatisierungen durch die Herkunftsfamilie ist zu prüfen, ob der Kontakt eine erneute Gefährdung darstellen und gleichzeitig den Aufbau einer sicheren Bindung behindern kann. Die Seltenheit von Umgangsausschlüssen ist bei der wahrscheinlich hohen Anzahl traumatisierter Heim- und Pflegekinder bedenklich.
Des Weiteren sollte das Loyalitätsgebot nicht pauschalisiert werden, wenn dadurch das Risiko der Verleugnung der Ereignisse, welche zur Unterbringung führten, besteht.

Die Rückführungsmöglichkeiten in die Herkunftsfamilie sind stark eingeschränkt. Dies ergibt sich u. a. aus den überwiegend in den Herkunftsfamilien vorhandenen verfestigten Arbeitsmodellen und den vermutlich wenigen Maßnahmen, um die Familien zu stabilisieren. Die hohe Anzahl zurückgeführter Heimkinder erscheint bedenklich. Die Wahrscheinlichkeit erneuter Fremdplatzierungen ist erhöht.

Die Elternarbeit sollte intensiviert werden, auch wenn keine Rückführung in Betracht kommt, um späteren Kindern günstigere Umweltbedingungen bieten zu können.
Die Bindungsverhaltensweisen können eine Grundlage bilden zur Identifizierung des Zeitraumes, in welchem Rückführungen realisiert werden können. Verhaltensweisen, die auf eine sichere Bindungsentwicklung an die Pflege- oder Betreuungspersonen hinweisen, auch wenn noch keine 2 Jahre verstrichen sind, sollten den Ausschlag für die rechtliche Absicherung des Verbleibes bei diesen Personen geben. Die Möglichkeit von Adoptionen oder die Übertragung der Vormundschaft auf Pflegeeltern oder Heimbetreuer sollte mehr Beachtung finden.

Aufgrund des hohen Traumatisierungspotentials von Misshandlung, Vernachlässigung und sexuellem Missbrauch ist eine psychologische Diagnostik notwendig, um Traumata identifizieren und eine Behandlung einleiten zu können, welche nicht an ein Heim gebunden sein muss. Die Hinzuziehung eines Psychologen sollte Standard sein.

Die Gestaltung der traditionellen Heimeinrichtungen ist veränderungsbedürftig, um korrigierende Erfahrungen zu ermöglichen. Die Gruppengrößen sollten minimiert und Vorkehrungen getroffen werden, um Personalfluktuationen verhindern und konstante Bezugspersonen gewährleisten zu können. Das Konzept der Erziehungsstelle erscheint bei Kindern am besten geeignet. Bei Jugendlichen bietet die Jugendwohngemeinschaft Vorteile.

Heimbetreuer und Pflegepersonen unterliegen hohen Anforderungen an ihre Qualifikationen. Die Verhaltensweisen der Kinder und Jugendlichen provozieren meist Rückzug oder Ablehnung, welche einen Grund für die nicht unerheblichen Abbruchraten und daraus resultierende Heimverlegungen, Pflegefamilien- oder Betreuerwechsel darstellen können. Dies bestätigt die auf den Arbeitsmodellen basierenden Erwartungen und kann zur weiteren Verfestigung sowie zu problematischen Lebensläufen führen. Um diese negativen Erfahrungen zu verhindern, sind erhöhtes Einfühlungsvermögen, Verständnis und besonderes Reflektionsvermögen notwendig, welche durch ein sicheres Bindungsmodell der Pflegepersonen und Betreuer begünstigt werden. Zusätzlich bedarf es regelmäßiger Supervisionen.

Insgesamt legen die Forschungsergebnisse nahe, dass das Ziel einer jeden Intervention der Aufbau und die Erhaltung einer sicheren Bindung zu mindestens einer konstanten Bezugsperson sein sollte.

Des Weiteren sind häufige Fremdunterbringungen, wechselnde Bezugspersonen und Betreuungsarrangements in allen Altersstufen zu vermeiden. Voraussetzung ist immer eine intensive Auseinandersetzung mit dem Einzelfall.
Gleichzeitig zeigt sich, dass eine Erhöhung der Mitarbeiterzahl, des finanziellen Budgets und insbesondere bindungstheoretische Weiterbildungen nötig sind.
Insgesamt besteht ein hoher Bedarf zur Veränderung der allgemeinen Rahmenbedingungen, welche die derzeitige Praxis beeinflussen, um die bindungstheoretischen Erkenntnisse umsetzen zu können.

Der Einfluss der Bindungstheorie und -forschung konnte in der Vergangenheit bereits positive Veränderungen in der Praxis der stationären Hilfen bewirken.
Die Programmatik der stationären Hilfen orientiert sich weitestgehend an den bindungstheoretischen Erkenntnissen. Die praktische Umsetzung lässt allerdings Defizite erkennen, welche die Problematik von Heim- und Pflegekindern verstärken und damit die Entwicklung einer eigenverantwortlichen und gemeinschaftsfähigen Persönlichkeit erschweren können.
Obwohl die Möglichkeiten und Grenzen der Bindungstheorie und -forschung noch nicht vollständig erkannt und ausgeschöpft sind, können diese Theorie und die bestätigenden Erkenntnisse Hinweise liefern, an denen sich die Praxis der stationären Hilfen bezüglich der Vermittlung und Gestaltung orientieren kann, um Heim- und Pflegekindern Entwicklungschancen zu eröffnen.

Intention dieser Arbeit war es die Bedeutung der Bindungstheorie und der daraus hervorgehenden Bindungsforschung insbesondere für die stationären Hilfen herauszustellen. Um die Verständlichkeit der Bindungstheorie erhöhen, Einblicke in die Ursachen und Auswirkungen negativer Erfahrungen in der Familie verschaffen sowie Folgen von Trennungen verdeutlichen und Möglichkeiten zu deren Minimierung aufzeigen zu können, war es notwendig die Entstehung der Bindungstheorie und eine Vielzahl von bindungstheoretischen Erkenntnissen sowie verschiedene Ergebnisse unterschiedlicher Forschungsrichtungen zu deren Verifizierung mit einzubeziehen. Aufgrund der Vielzahl der existierenden Erkenntnisse und um die stark beanspruchten Platzkapazitäten dieser Arbeit nicht übermäßig auszureizen, kann dennoch kein Anspruch auf Vollständigkeit erhoben werden.
Die Übertragung der Erkenntnisse auf die Praxis der stationären Hilfen erfolgte ebenfalls aus Platzkapazitätsgründen nur beispielhaft auf wesentliche Aspekte, welche aber die Bedeutung der Bindungstheorie zur Erklärung von häufig beschriebenen problematischen Verhaltensweisen und Lebensläufen sowie als Orientierungsrahmen verdeutlichen können.

Literaturverzeichnis

Ainsworth, M./Bell, S. M./Stayton, D. J. 1971: Individual differences in strange situation behavior of one-year olds. In: Schaffer, H. R. (Hrsg.): The origins of human relations. London; Academic Press, S. 17-57

Ainsworth, M. 1991: Attachment and other affectional bonds across the life cycle. In: Parkes, C. M./Stevenson-Hinde, J./Marris, P. (Hrsg.): Attachment across the life cycle. London; Routledge, S. 33-51

Ainsworth, M./Eichberg, C. G. 1991: Effects on infant-mother attachment of mother`s unresolved loss of an attachment figure, or other traumatic experience. In: Parkes, C. M./ Stevenson-Hinde, J./Marris, P. (Hrsg.): Attachment across the life cycle. London/New York; Tavistock/Routledge, S. 160-183

Baldwin, M. W. 1992: Relational schemas and the processing of social information. Psychological Bulletin, 112, 461-484

Baur, D./Finkel, M./Hamberger, M./Kühn, A. D./Thiersch, H. 1998: Leistungen und Grenzen der Heimerziehung. Schriftreihe des Bundesministeriums für Familie, Senioren, Frauen und Jugend, Bd. 170, Stuttgart; Kohlhammer

Beebe, Beatrice/Jaffe, Joseph/Lachmann, Frank/Feldstein, Stanley/Crown, Cynthia/Jasnow, Michael 2006: Koordination von Sprachrhythmus und Bindung. In: Brisch, Karl Heinz/Grossmann, Klaus E./Grossmann, Karin/Köhler, Lotte (Hrsg.): Bindung und seelische Entwicklungswege. Grundlagen, Prävention und klinische Praxis. 2. Aufl., Stuttgart; Klett-Cotta, S. 47-85

Biermann, Benno 2001: Vollzeitpflege. In: Birtsch, Vera/Münstermann, Klaus/Trede, Wolfgang (Hrsg.): Handbuch Erziehungshilfen. Leitfaden für Ausbildung, Praxis und Forschung. Münster; Votum, S. 598-631

Birtsch, Vera/Münstermann, Klaus/Trede, Wolfgang (Hrsg.) 2001: Handbuch Erziehungshilfen. Leitfaden für Ausbildung, Praxis und Forschung, Münster; Votum

Bowlby, John 1973: Attachment and Loss. Bd. 2: Seperation. New York; Basic

Bowlby, John 1977: Das Aufnehmen und Lösen von affektiven Bindungen. In: Bowlby, John 1979: Das Glück und die Trauer. Stuttgart; Klett-Cotta, S. 156-196

Bowlby, John 2002: Bindung: Historische Wurzeln, theoretische Konzepte und klinische Relevanz. In: Spangler, Gottfried/Zimmermann, Peter (Hrsg.): Die Bindungstheorie. Grundlagen, Forschung und Anwendung. 4. Aufl., Stuttgart; Klett-Cotta, S. 17-26

Braun, Katharina 2001: Erfahrungsgesteuerte neuronale Plastizität. Bedeutung für Pathogenese und Therapie psychischer Erkrankungen. In: Der Nervenarzt, 1-2001, Springer Verlag, S. 3-10

Bretherton, Inge 2002: Die Geschichte der Bindungstheorie. In: Spangler, Gottfried/Zimmermann, Peter (Hrsg.): Die Bindungstheorie. Grundlagen, Forschung und Anwendung. 3. Aufl., Stuttgart; Klett-Cotta, S. 27-49

Bretherton, Inge 2006: Konstrukt des inneren Arbeitsmodells. Bindungsbeziehungen und Bindungsrepräsentationen in der frühen Kindheit und im Vorschulalter. In: Brisch, Karl Heinz/Grossmann, Klaus E./Grossmann, Karin/Köhler, Lotte (Hrsg.): Bindung und seelische Entwicklungswege. Grundlagen, Prävention und klinische Praxis. 2. Aufl., Stuttgart; Klett-Cotta, S. 13–46

Brisch, Karl Heinz 2000: Bedeutung von Vernachlässigung und Gewalt gegenüber Kindern und Jugendlichen aus der Sicht der Bindungstheorie. In: Finger-Trescher, Urte/Krebs, Heinz (Hrsg.): Misshandlung, Vernachlässigung und sexuelle Gewalt in Erziehungsverhältnissen. Gießen; Psychosozial-Verlag, S. 91–103

Brisch, Karl Heinz 2003: Bindungsstörungen und Trauma. Grundlagen für eine gesunde Bindungsentwicklung. In: Brisch, Karl Heinz/Hellbrügge, Theodor (Hrsg.): Bindung und Trauma. Risiken und Schutzfaktoren für die Entwicklung von Kindern. Stuttgart; Klett-Cotta, S. 105–135

Brisch, Karl Heinz/Hellbrügge, Theodor (Hrsg.) 2003: Bindung und Trauma. Risiken und Schutzfaktoren für die Entwicklung von Kindern. Stuttgart; Klett-Cotta

Brisch, Karl Heinz/Grossmann, Klaus E./Grossmann, Karin/Köhler, Lotte (Hrsg.) 2006: Bindung und seelische Entwicklungswege. Grundlagen, Prävention und klinische Praxis. 2. Aufl., Stuttgart; Klett-Cotta

Bundesministerium für Familie, Senioren, Frauen und Jugend (Hrsg.) 2002: Elfter Kinder- und Jugendbericht. Bericht über die Lebenssituation junger Menschen und die Leistungen der Kinder- und Jugendhilfe in Deutschland. Berlin

Bundesministerium für Familie, Senioren, Frauen und Jugend (Hrsg.) 2005: Zwölfter Kinder- und Jugendbericht. Bericht über die Lebenssituation junger Menschen und die Leistungen der Kinder- und Jugendhilfe in Deutschland. Berlin

Bürger, Ulrich 1997: Ambulante Erziehungshilfen im Vorfeld von Heimerziehung. Forum Erziehungshilfen 3, S. 151–153

Bürger, Ulrich 2001: Heimerziehung. In: Birtsch, Vera/Münstermann, Klaus/Trede, Wolfgang (Hrsg.): Handbuch Erziehungshilfen. Leitfaden für Ausbildung, Praxis und Forschung, Münster; Votum, S. 632–663

Crittenden, P. M./Partridte, M. F./Claussen, A. H. 1991: Family patterns of relationship in normative and dysfunctional familise. In: Development and Psychopathology: Attachment and Developmental Psychopathology, 3(4), S. 491–512

Deegener, Günther 1998: Kindesmissbrauch – erkennen, helfen, vorbeugen. Weinheim; Basel

Dornes, Martin 1997: Die frühe Kindheit. Entwicklungspsychologie der ersten Lebensjahre. Frankfurt/Main; Fischer Verlag

Dornes, Martin 1998: Der kompetente Säugling. Die präverbale Entwicklung des Menschen., 8. Aufl., Frankfurt/Main; Fischer Verlag

Dresler, Klaus-Dieter 2004: Vorlesungsskript Soziale Medizin.

Egeland, Byron 2006: Ergebnisse einer Langzeitstudie an Hoch-Risiko-Familien. Implikationen für Prävention und Intervention. In: Brisch, Karl Heinz/Grossmann, Klaus E./ Grossmann, Karin/Köhler, Lotte (Hrsg.): Bindung und seelische Entwicklungswege. Grundlagen, Prävention und klinische Praxis. 2. Aufl., Stuttgart; Klett-Cotta, S. 305–324

Enders, Ursula, 1990: Zart war ich, bitter war`s: sexueller Missbrauch an Mädchen und Jungen; Erkennen-Schützen-Beraten, Köln: Kölner Volksblatt

Engfer, Anette 1986: Kindesmisshandlung. Stuttgart

Evangelischer Erziehungsverband e.V. (EREV) (Hrsg.) 2004: Im Fokus: Erziehungsstellen. Rahmenbedingungen-Konzepte-Schwerpunkte. Hannover; Schöneworth Verlag

Fegert, Jörg 1999: Was ist seelische Behinderung?: Anspruchsgrundlage und kooperative Umsetzung von Hilfen nach § 35a KJHG. 3. Aufl., Münster; Votum

Fend, H. 1990: Ego-strength development and pattern of social relationships. In: Bosma, H./Jackson, S. (Hrsg.): Coping and self-concept in adolescence. Berlin; Springer, S. 92–111

Fendrich, Sandra/Lange, Jens 2006: Ziele verfehlt? Vollzeitpflege nach 15 Jahren SGB VIII. In: KOMdat Jugendhilfe, Kommentierte Daten der Kinder- und Jugendhilfe, 9. Jg, Heft 1/06, März 2006, S. 2–3

Fendrich, Sandra/Pothmann, Jens 2006: Familien unterstützen oder Kinder herausnehmen? Hilfen zur Erziehung bei unter 6-jährigen. In: KOMdat Jugendhilfe, Kommentierte Daten der Kinder- und Jugendhilfe, 9. Jg, Sonderausgabe, Oktober 2006, S. 6–7

Fendrich, Sandra/Pothmann, Jens 2006: Umsteuerung bei den Hilfen zur Erziehung setzt sich weiter fort. Zahl der familienersetzenden Hilfen rückläufig. In: KOMdat Jugendhilfe, Kommentierte Daten der Kinder- und Jugendhilfe, 9. Jg, Heft 3/06, Dezember 2006, S. 2–3

Fieseler, Gerhard/Herborth, Reinhard, 1996: Recht der Familie und Jugendhilfe: Arbeitsplatz Jugendamt/Sozialer Dienst, 4. überarb. Aufl., Neuwied; Kriftel; Berlin; Luchterhand Verlag

Finger-Trescher, Urte/Krebs, Heinz (Hrsg.) 2000: Misshandlung, Vernachlässigung und sexuelle Gewalt in Erziehungsverhältnissen. Gießen; Psychosozial-Verlag

Fischer, Gottfried/Riedesser, Peter 1999: Lehrbuch der Psychotraumatologie. 2. Aufl., München; Reinhardt Verlag

Fonagy, P./Steele, H./Steele, M. 1991: Maternal representations of attachment during pregnancy predict the organization of infant-mother attachment at one year of age. Child Development, 62, S. 891–905

Fonagy, Peter 2006: Ist Bindungssicherheit angeboren? Befunde aus der Zwillingsforschung. In: Brisch, Karl Heinz/Grossmann, Klaus E./Grossmann, Karin/Köhler, Lotte (Hrsg.): Bindung und seelische Entwicklungswege. Grundlagen, Prävention und klinische Praxis. 2. Aufl., Stuttgart; Klett-Cotta, S. 277–287

Freigang, Werner 2004: Chancen und Grenzen von Erziehungsstellen. In: Evangelischer Erziehungsverband e.V. (EREV) (Hrsg.): Im Fokus: Erziehungsstellen. Rahmenbedingungen-Konzepte-Schwerpunkte. Hannover; Schöneworth Verlag, S. 31–36

Fremmer-Bombik, Elisabeth 1987: Beobachtungen zur Beziehungsqualität im zweiten Lebensjahr und ihre Bedeutung im Lichte mütterlicher Kindheitserinnerungen. Dissertation; Universität Regensburg

Fremmer-Bombik, Elisabeth/Grossmann, Klaus E. 1991: Frühe Formen emphatischen Verhaltens. Zeitschrift für Entwicklungspsychologie und Pädagogische Psychologie, 23, S. 299–317

Fremmer-Bombik, Elisabeth 1992: Feinfühlige Mütter mit einer sicheren Bindungsrepräsentation - der sichere Weg zu einer sicheren Bindung? (Vortrag beim 38. Kongress der Deutschen Gesellschaft für Psychologie in Trier, September 1992)

Fremmer-Bombik, Elisabeth/Grossmann, Klaus E. 1993: Über die lebenslange Bedeutung früher Bindungserfahrungen. In: Petzold, Hilarion G. (Hrsg.): Frühe Schädigungen - späte Folgen?: Psychotherapie und Babyforschung. Bd. 1, Paderborn; Junfermann, S. 83–110

Fremmer-Bombik, Elisabeth 2002: Innere Arbeitsmodelle von Bindung. In: Spangler, Gottfried/Zimmermann, Peter (Hrsg.): Die Bindungstheorie. Grundlagen, Forschung und Anwendung. 4. Aufl., Stuttgart; Klett-Cotta, S. 109–119

Galuske, Michael 2002: Flexible Sozialpädagogik. Elemente einer Theorie Sozialer Arbeit in der modernen Arbeitsgesellschaft., Weinheim und München; Juventa Verlag

Galuske, Michael 2007: Methoden der Sozialen Arbeit. Eine Einführung., 7. ergänzte Aufl., Weinheim und München; Juventa Verlag

Grice, H. P. 1975: Logic and conversation. In: Cole, P./Moran, J. L. (Hrsg.): Syntax and Semantix III: Speech Acts. New York; Academic Press, S. 41–58

Grossmann, Klaus E./Grossmann, Karin 1986: Phylogenetische und ontogenetische Aspekte der Entwicklung der Eltern-Kind Bindung und der kindlichen Sachkompetenz. Zeitschrift für Entwicklungspsychologie und Pädagogische Psychologie, 18, S. 387–315

Grossmann, K./Fremmer-Bombik, E./Rudolph, J./Grossmann, K. E. 1988: Maternal attachment representations as related to child-mother attachment patterns and maternal sensitivity and acceptance of her infant. In: Hinde, R. A./Stevenson-Hinde, J. (Hrsg.): Relations within families. Oxford; Oxford University Press, S. 241–260

Grossmann, Klaus E./Grossmann, Karin 1994: Bindungstheoretische Grundlagen psychologisch sicherer und unsicherer Entwicklung. GWG Zeitschrift der Gesellschaft für wissenschaftliche Gesprächspsychotherapie, 96, S. 26–41

Grossmann, Klaus E. 1999: Old and new internal working models of attachment: The organization of feelings and language. Attachment and Human Development, 1, S. 253–269

Grossmann, Klaus E. 2003: Emmy Werner: Engagement für ein Lebenswerk zum Verständnis menschlicher Entwicklung über den Lebenslauf. In: Brisch, Karl Heinz/Hellbrügge, Theodor (Hrsg.): Bindung und Trauma. Risiken und Schutzfaktoren für die Entwicklung von Kindern. Stuttgart; Klett-Cotta, S. 15–33

Grossmann, Karin 2002: Kontinuität und Konsequenzen der frühen Bindungsqualität während des Vorschulalters. In: Spangler, Gottfried/Zimmermann, Peter (Hrsg.): Die Bindungstheorie. Grundlagen, Forschung und Anwendung. 4. Aufl., Stuttgart; Klett-Cotta, S. 191–202

Grossmann, Klaus E./Grossmann, Karin/Winter, Monika/Zimmermann, Peter 2006: Bindungsbeziehungen und Bewertung von Partnerschaft. Von früher Erfahrung feinfühliger Unterstützung zu späterer Partnerschaftsrepräsentation. In: Brisch, Karl Heinz/Grossmann, Klaus E./Grossmann, Karin/Köhler, Lotte (Hrsg.): Bindung und seelische Entwicklungswege. Grundlagen, Prävention und klinische Praxis. 2. Aufl., Stuttgart; Klett-Cotta, S. 125-164

Heilmann, Joachim 2000: „Real oder phantasiert?" Über die Arbeit mit einer autistischen Frau vor dem Hintergrund des Verdachts des sexuellen Missbrauchs. In: Finger-Trescher, Urte/Krebs, Heinz (Hrsg.): Misshandlung, Vernachlässigung und sexuelle Gewalt in Erziehungsverhältnissen. Gießen; Psychosozial-Verlag, S. 153-168

Hellbrügge, Theodor 2003: Risiko- und Schutzfaktoren in der kindlichen Entwicklung. In: Brisch, Karl Heinz/Hellbrügge, Theodor (Hrsg.): Bindung und Trauma. Risiken und Schutzfaktoren für die Entwicklung von Kindern. Stuttgart; Klett-Cotta, S. 34-52

Hesse, E. 1999b: Unclassifiable and Disorganized Responses in the Adult Attachment Interview and in the Infant Strange Situation Procedure: Theoretical Proposals and Empirical Findings. Dissertation; Universität Leiden.

Hesse, E./Main, M. 1999: Second-generation effects of unresolved trauma in non maltreating parents: Dissociated, frightened, and threatening parental behavior. In: Psychoanal Inq., 19 (4), S. 481-540

Hesse, E./Main, M. 2006: Desorganisiertes Bindungsverhalten bei Kleinkindern, Kindern und Erwachsenen. Zusammenbruch von Strategien des Verhaltens und der Aufmerksamkeit. In: Brisch, Karl Heinz/Grossmann, Klaus E./Grossmann, Karin/Köhler, Lotte (Hrsg.): Bindung und seelische Entwicklungswege. Grundlagen, Prävention und klinische Praxis. 2. Aufl., Stuttgart; Klett-Cotta, S. 219-248

Hirsch, Mathias 2000: Sexueller Missbrauch in seiner Bedeutung für die Entwicklung von Kindern und Jugendlichen. In: Finger-Trescher, Urte/Krebs, Heinz (Hrsg.): Misshandlung, Vernachlässigung und sexuelle Gewalt in Erziehungsverhältnissen. Gießen; Psychosozial-Verlag, S. 77-90

Hodges, J./Tizard, B. 1989: IQ and behavioural adjustment of ex-institutional adolescents. Journal of Child Psychology and Psychiatry, 30, S. 53-75

Hofmann, Arne/Besser, Lutz-Ulrich 2003: Psychotraumatologie bei Kindern und Jugendlichen. Grundlagen und Behandlungsmethoden. In: Brisch, Karl Heinz/Hellbrügge, Theodor (Hrsg.): Bindung und Trauma. Risiken und Schutzfaktoren für die Entwicklung von Kindern. Stuttgart; Klett-Cotta, S. 172-202

Hurrelmann, K./Palentien, Ch./Wilken, W. (Hrsg.) 1995: Anti-Gewalt-Report. Weinheim; Basel

Hüther, Gerald 2003: Die Auswirkungen traumatischer Erfahrungen im Kindesalter auf die Hirnentwicklung. Das allgemeine Entwicklungsprinzip. In: Brisch, Karl Heinz/Hellbrügge, Theodor (Hrsg.): Bindung und Trauma. Risiken und Schutzfaktoren für die Entwicklung von Kindern. Stuttgart; Klett-Cotta, S. 94-104

Johnson, J. G./Cohan, P./Brown, J./Smailes, E. M./Bernstein, D. P. 1999: Childhood maltreatment increases risk for personality disorders during early adulthood. Archives of General Psychiatry, 65, S. 600–605

Jordan, E. 2000: Pflegefamilien-Profile, Entwicklungen, Qualifizierungsbedarfe. In: BMFSFJ (Hrsg.): Mehr Chancen für Kinder und Jugendliche. Stand und Perspektiven der Jugendhilfe in Deutschland. Veranstaltungsdokumentation. Band 1. Münster

Kindler, Heinz 2002: Geschlechtsbezogene Aspekte der Bindungsentwicklung. In: Spangler, Gottfried/Zimmermann, Peter (Hrsg.): Die Bindungstheorie. Grundlagen, Forschung und Anwendung. 4. Aufl., Stuttgart; Klett-Cotta, S. 281–296

Kirchhoff, Sabine, 1994: Sexueller Missbrauch vor Gericht: Beobachtung und Analyse, Bd. 1, Dissertation, Dortmund; Leske+Budrich

Klann-Delius, Gisela 2006: Bindung und Sprache in der Entwicklung. In: Brisch, Karl Heinz/Grossmann, Klaus E./Grossmann, Karin/Köhler, Lotte (Hrsg.): Bindung und seelische Entwicklungswege. Grundlagen, Prävention und klinische Praxis. 2. Aufl., Stuttgart; Klett-Cotta, S. 87–107

Köhler, Lotte 2002: Bindungsforschung und Bindungstheorie aus der Sicht der Psychoanalyse. In: Spangler, Gottfried/Zimmermann, Peter (Hrsg.): Die Bindungstheorie. Grundlagen, Forschung und Anwendung. 4. Aufl., Stuttgart; Klett-Cotta, S. 67–85

KOMdat Jugendhilfe, Kommentierte Daten der Kinder- und Jugendhilfe, 9. Jg, Heft 1/06, März 2006

KOMdat Jugendhilfe, Kommentierte Daten der Kinder- und Jugendhilfe, 9. Jg, Sonderausgabe, Oktober 2006

KOMdat Jugendhilfe, Kommentierte Daten der Kinder- und Jugendhilfe, 9. Jg, Heft 3/06, Dezember 2006

Laucht, Manfred 2003: Vulnerabilität und Resilienz in der Entwicklung von Kindern. Ergebnisse der Mannheimer Längsschnittstudie. In: Brisch, Karl Heinz/Hellbrügge, Theodor (Hrsg.): Bindung und Trauma. Risiken und Schutzfaktoren für die Entwicklung von Kindern. Stuttgart; Klett-Cotta, S. 53–71

Levine, S./Wiener, S. G./Coe, C. L./Bayart, F. E. S./Hayashi, K. T. 1987: Primate vocalization: a psychobiological approach. Child Development, 58, S. 1408–1419

Lütkenhaus, P./Grossmann, K. E./Grossmann, K. 1985 b: Transactional influence of infant`sorienting ability and maternal cooperation on competition in three-year-old children. International Journal of Behavioral Development, 8, S. 257–272

Main, M./Kaplan, N./Cassidy, J. 1985: Security in infancy, childhood, and adulthood: A move to the level of representation. In: Bretherton, I./Waters, E. (Hrsg.): Growing points in attachment theory and research. Monographs of the Society for Research in Child Development, 50, S. 66–106

Main, Marry 2002: Desorganisation im Bindungsverhalten. In: Spangler, Gottfried/Zimmermann, Peter (Hrsg.): Die Bindungstheorie. Grundlagen, Forschung und Anwendung. 3. Aufl., Stuttgart; Klett-Cotta, S. 120–139

Main, Marry 2006: Organisierte Bindungskategorien von Säugling, Kind und Erwachsenem. Flexible bzw. unflexible Aufmerksamkeit unter bindungsrelevantem Stress. In: Brisch, Karl Heinz/Grossmann, Klaus E./Grossmann, Karin/Köhler, Lotte (Hrsg.): Bindung und seelische Entwicklungswege. Grundlagen, Prävention und klinische Praxis. 2. Aufl., Stuttgart; Klett-Cotta, S. 165-218

Matějcěk, Zdeněk 2003: Schutzfaktoren in der psychosozialen Entwicklung ehemaliger Heim- und Pflegekinder. In: Brisch, Karl Heinz/Hellbrügge, Theodor (Hrsg.): Bindung und Trauma. Risiken und Schutzfaktoren für die Entwicklung von Kindern. Stuttgart; Klett-Cotta, S. 72-83

Maywald, Jörg 1997: Zwischen Trauma und Chance. Trennungen von Kindern im Familienkonflikt. Freiburg im Breisgau; Lambertus Verlag

Müller-Schlotmann, Richard, 1997: Integration vernachlässigter und misshandelter Kinder in Pflegefamilien: Eine Handreichung für Jugendämter, Beratungsstellen und Pflegeltern. Regensburg; Roderer Verlag

Münder, Johannes/Lakies, Thomas 1990: Der Schutz des Pflegekindes im Lichte der Rechtssprechung - Eine Untersuchung der Rechtssprechung seit 1980. In: „Mut zur Vielfalt" - Dokumentation zum Hamburger Pflegekinderkongress, Münster, S. 245-263

Münder, J./Mutke, B./Schone, R. 2000: Kindeswohl zwischen Jugendhilfe und Justiz. Professionelles Handeln in Kindeswohlverfahren. Münster

Murray, Lynne/Dymond, Maret/Cooper, Peter J. 2006: Psychotherapeutische Intervention, mütterlicher Bindungsstil und Bindung des Kindes. In: Brisch, Karl Heinz/Grossmann, Klaus E./Grossmann, Karin/Köhler, Lotte (Hrsg.): Bindung und seelische Entwicklungswege. Grundlagen, Prävention und klinische Praxis. 2. Aufl., Stuttgart; Klett-Cotta, S. 325-337

Papenheim, Heinz-Gert/Baltes, Joachim/Tiemann, Burkhard, 2002: Verwaltungsrecht für die soziale Praxis., 16. überarb. Aufl., Frechen; Recht für die soziale Praxis Verlag

Papoušek, Mechthild/Wollwerth de Chuquisengo, Ruth 2003: Auswirkungen mütterlicher Traumatisierung auf Kommunikation und Beziehung in der frühen Kindheit. Werkstattbericht aus 10 Jahren Münchner Sprechstunde für Schreibabys. In: Brisch, Karl Heinz/Hellbrügge, Theodor (Hrsg.): Bindung und Trauma. Risiken und Schutzfaktoren für die Entwicklung von Kindern. Stuttgart; Klett-Cotta, S. 136-159

Petzold, Hilarion G. (Hrsg.) 1993: Frühe Schädigungen - späte Folgen?: Psychotherapie und Babyforschung. Bd. 1, Paderborn; Junfermann

Pothmann, Jens 2006: Wie viele Kinder müssen vor ihren Eltern geschützt werden? Über das Stochern im Zahlennebel. In: KOMdat Jugendhilfe, Kommentierte Daten der Kinder-und Jugendhilfe, 9. Jg., Sonderausgabe, Oktober 2006, S. 3

Pothmann, Jens/Schilling, Matthias 2006: Auch darüber muss gesprochen werden - mehr Hilfen kosten mehr Geld. In: KOMdat Jugendhilfe, Kommentierte Daten der Kinder- und Jugendhilfe, 9. Jg., Sonderausgabe, Oktober 2006, S. 5

Rauschenbach, Thomas/Pothmann, Jens 2006: Wird Kindern und Eltern genug geholfen? In: KOMdat Jugendhilfe, Kommentierte Daten der Kinder- und Jugendhilfe, 9. Jg., Sonderausgabe, Oktober 2006, S. 1-2

Rauschenbach, Thomas/Züchner, Ivo 2001: Lebenschancen benachteiligter junger Menschen - Risiken heutiger Sozialisation. In: Birtsch, Vera/Münstermann, Klaus/Trede, Wolfgang (Hrsg.): Handbuch Erziehungshilfen. Leitfaden für Ausbildung, Praxis und Forschung. Münster; Votum Verlag, S. 69–102

Ricciuti, A. 1993: Child-Mother attachment: A twin study. Poster presented at the 60th Anniversary Meeting of the Society for Research in Child Development, March 25–28; New Orleans

Richmann, N./Stevenson, J./Graham, P. 1982: Preschool to school: A behavioural study. London; Academic Press

Riedesser, Peter, 2003: Entwicklungspsychopathologie von Kindern mit traumatischen Erfahrungen. In: Brisch, Karl Heinz/Hellbrügge, Theodor (Hrsg.): Bindung und Trauma. Risiken und Schutzfaktoren für die Entwicklung von Kindern. Stuttgart; Klett-Cotta, S. 160–171

Rotering, Beate/Lengemann, Martin 2001: Kriseninterventíon und Inobhutnahme. In: Birtsch, Vera/Münstermann, Klaus/Trede, Wolfgang (Hrsg.): Handbuch Erziehungshilfen. Leitfaden für Ausbildung, Praxis und Forschung, Münster; Votum Verlag, S. 702–718

Rutter, Michael 1993: Wege von der Kindheit zum Erwachsenenalter. In: Petzold, Hilarion G. (Hrsg.): Frühe Schädigungen - späte Folgen?: Psychotherapie und Babyforschung. Bd. 1 Die Herausforderung der Längsschnittforschung, Paderborn; Junfermann, S. 23–65

Sachsse, U. 1987: Selbstbeschädigung als Selbstfürsorge. Zur intrapersonalen und interpersonellen Psychodynamik schwerer Selbstbeschädigung der Haut. In: Forum Psychoanal. 3, S. 51–70

Salgo, Ludwig 2003: Gesetzliche Regelungen des Umgangs und deren kindgerechte Umsetzung in der Praxis des Pflegekinderwesens. In: Zentralblatt für Jugendrecht. Kindheit-Jugend-Familie. 90. Jg., Heft 10/2003; Bundesanzeiger Verlag, S. 361–404
(http://www.agsp.de/UB_Veroffentlichungen/Aufsatze/Aufsatz_42/hauptteil_aufsatz_42.html)

Schildbach, Beate/Loher, Inge/Riedinger, Nicola 2002: Die Bedeutung emotionaler Unterstützung bei der Bewältigung von intellektuellen Anforderungen. In: Spangler, Gottfried/Zimmermann, Peter (Hrsg.): Die Bindungstheorie. Grundlagen, Forschung und Anwendung. 4. Aufl., Stuttgart; Klett-Cotta, S. 249–264

Schilling, Matthias 2006: Konsolidierungskurs für die Kinder- und Jugendhilfe - Ausgabenentwicklung stagniert. In: KOMdat Jugendhilfe, Kommentierte Daten der Kinder- und Jugendhilfe, 9. Jg, Heft 3/06, Dezember 2006

Schleiffer, Roland 2001: Der heimliche Wunsch nach Nähe. Bindungstheorie und Heimerziehung, Münster; Votum Verlag

Schwarz, G. 1990: Bindungskontinuität - Zusammenhänge zwischen der mütterlichen Bindungsrepräsentation, der Bindung zum eigenen Kind und verwandten Längsschnittvariablen. Diplomarbeit; Universität Regensburg

Spangler, Gottfried/Grossmann, Klaus E. 1993: Biobehavioral organization in securely and insecurely attached infants. Child Development, 64, S. 1439–1450

Spangler, Gottfried/Grossmann, Karin 2002: Zwanzig Jahre Bindungsforschung in Bielefeld und Regensburg. In: Spangler, Gottfried/Zimmermann, Peter (Hrsg.): Die Bindungstheorie. Grundlagen, Forschung und Anwendung. 4. Aufl., Stuttgart; Klett-Cotta, S. 50–63

Spangler, Gottfried 2002: Die Rolle kindlicher Verhaltensdispositionen für die Bindungsentwicklung. In: Spangler, Gottfried/Zimmermann, Peter (Hrsg.): Die Bindungstheorie. Grundlagen, Forschung und Anwendung. 4. Aufl., Stuttgart; Klett-Cotta, S. 178–190

Spangler, Gottfried/Schieche, Michael 2002: Psychobiologie der Bindung. In: Spangler, Gottfried/Zimmermann, Peter (Hrsg.): Die Bindungstheorie. Grundlagen, Forschung und Anwendung. 4. Aufl., Stuttgart; Klett-Cotta, S. 297–310

Spangler, Gottfried/Zimmermann, Peter (Hrsg.) 2002: Die Bindungstheorie. Grundlagen, Forschung und Anwendung. 4. Aufl., Stuttgart; Klett-Cotta

Spitz, Renè 1976: Vom Säugling zum Kleinkind. Stuttgart

Sroufe, L. A./Fleeson, J. 1986: Attachment and the construction of relationships. In: Hartup, W./Rubin, Z. (Hrsg.): Relationship and development. Hillsdale NJ, Lawrence Erlbaum Publisher, S. 51–71

Statistisches Bundesamt 2007: Statistiken der Kinder- und Jugendhilfe. Hilfe zur Erziehung außerhalb des Elternhauses - Hilfen am 31.12.2005 - Revidierte Ergebnisse 2005. Wiesbaden

Statistisches Bundesamt 2007: Statistiken der Kinder- und Jugendhilfe. Hilfe zur Erziehung außerhalb des Elternhauses. - Vollzeitpflege in einer anderen Familie –. - Beendete Hilfen - 2006. Wiesbaden

Statistisches Bundesamt 2007: Statistiken der Kinder- und Jugendhilfe. Hilfe zur Erziehung außerhalb des Elternhauses. - Heimerziehung; sonstige betreute Wohnform –. - Beendete Hilfen - 2006. Wiesbaden

Statistisches Bundesamt 2007: Statistiken der Kinder- und Jugendhilfe. Vorläufige Schutzmaßnahmen 2006. Wiesbaden

Steele, Miriam/Steele, Howard 2002: Intergenerationale Tradierung von Bindung, mütterliche Responsivität und Fremdbetreuung: Eine ideographische Illustration. In: Spangler, Gottfried/Zimmermann, Peter (Hrsg.): Die Bindungstheorie. Grundlagen, Forschung und Anwendung. 4. Aufl., Stuttgart; Klett-Cotta, S. 161–177

Steele, Miriam/Hodges, Jill/Kaniuk, Jeanne/Henderson, Kay/Hillmann, Saul/Bennett, Paul 2006: Weitererzählungen von Geschichten als Methode zur Erfassung der inneren Welt des Kindes. Implikationen für die Adoption. In: Brisch, Karl Heinz/Grossmann, Klaus E./Grossmann, Karin/Köhler, Lotte (Hrsg.): Bindung und seelische Entwicklungswege. Grundlagen, Prävention und klinische Praxis. 2. Aufl., Stuttgart; Klett-Cotta, S. 339–352

Stone, J./Smith, H./Murphy, L. (Hrsg.) 1973: The Competent Infant. New York;Basic Books

Suess, G./Grossmann, K. E./Sroufe, L. A. 1992: Effects of infant attachment to mother and father on quality of adaptation in preschool: From dyadic to individual organization of self. International Journal of Behavioral Development, 15, S. 43–65

Target, Mary/Shmueli-Goetz, Yael/Fonagy, Peter 2006: Bindungsrepräsentanzen bei Schulkindern. Entwicklung des Bindungsinterviews für Kinder. In: Brisch, Karl Heinz/Grossmann, Klaus E./Grossmann, Karin/Köhler, Lotte (Hrsg.): Bindung und seelische Entwicklungswege. Grundlagen, Prävention und klinische Praxis. 2. Aufl., Stuttgart; Klett-Cotta, S. 109–124

Todt, Dietmar 2002: Verhaltensbiologische Aspekte der Entwicklung sozialer Bindungen auf vormenschlicher Stufe. In: Spangler, Gottfried/Zimmermann, Peter (Hrsg.): Die Bindungstheorie. Grundlagen, Forschung und Anwendung. 4. Aufl., Stuttgart; Klett-Cotta, S. 86–108

Trede, Wolfgang 2001: Stationäre Erziehungshilfen im europäischen Vergleich. In: Birtsch, Vera/Münstermann, Klaus/Trede, Wolfgang (Hrsg.): Handbuch Erziehungshilfen. Leitfaden für Ausbildung, Praxis und Forschung, Münster; Votum Verlag, S. 197–212

Unzner, Lothar 2002: Der Beitrag von Bindungstheorie und Bindungsforschung zur Heimerziehung kleiner Kinder. In: Spangler, Gottfried/Zimmermann, Peter (Hrsg.): Die Bindungstheorie. Grundlagen, Forschung und Anwendung. 4. Aufl., Stuttgart; Klett-Cotta, S. 335–350

van Ijzendoorn, M. H. 1995: Adult attachment representations, parental responsiveness, and infant attachment: a meta-analysis on the predictive validity of the adult attachment interview. Psychological Bulletin, 117, S. 387–403

van Ijzendoorn, M. H./Bakermans-Kranenburg, M. J. 1996: Attachment representations in mothers, fathers, adolescents, and clinical groups: A meta-analytic search for normative data. Journal of Consulting and Clinical Psychiatry, 64, S. 8–21

Verband katholischer Einrichtungen der Heim- und Heilpädagogik 1994: Kleine Kinder im Heim. Beiträge zur Erziehungshilfe, Bd. 9, Freiburg; Lambertus Verlag

Vyt, Andre 1993: Das Tonband-Modell und das transaktionale Modell für die Erklärung früher psychischer Entwicklung. In: Petzold, Hilarion G. (Hrsg.): Frühe Schädigungen - späte Folgen?: Psychotherapie und Babyforschung. Bd. 1 Die Herausforderung der Längsschnittforschung, Paderborn; Junfermann, S. 111–155

Wartner, U. G./Grossmann, K./Fremmer-Bombik, E./Suess, G. 1994: Attachment patterns at age six in South Germany: Predictability from infancy and implications for preschool behavior. Child Development, 65, S. 1014–1027

Warzecha, Birgit 2000: Sekundärtraumatisierung in pädagogischen Einrichtungen?! In: Finger-Trescher, Urte/Krebs, Heinz (Hrsg.): Misshandlung, Vernachlässigung und sexuelle Gewalt in Erziehungsverhältnissen. Gießen; Psychosozial-Verlag, S. 139–151

Werner, E. E. 2000: Protective Factors and Individual Resilience. In: Shonkoff, J. P./Meisels S. J. (Hrsg.): Handbook of Early Childhood Intervention, Cambridge; University Press, S. 115–132

Wiesner, Reinhard 2001: Rechtliche Grundlagen der Erziehungshilfen. In: Birtsch, Vera/Münstermann, Klaus/Trede, Wolfgang (Hrsg.): Handbuch Erziehungshilfen. Leitfaden für Ausbildung, Praxis und Forschung, Münster; Votum Verlag, S. 329–352

Wilson, E. O. 1975: Sociobiology. A new synthesis. Cambridge; Harvard University Press

Zentner, Marcel R. 1993: Passung: Eine neue Sichtweise psychischer Entwicklung. Die Entwicklung des Kindes aus der Perspektive moderner Temperamentforschung und ihrer Anwendungen. In: Petzold, Hilarion G. (Hrsg.): Frühe Schädigungen - späte Folgen?: Psychotherapie und Babyforschung. Bd. 1 Die Herausforderung der Längsschnittforschung, Paderborn; Junfermann, S. 157-193

Zentralblatt für Jugendrecht. Kindheit-Jugend-Familie. 90. Jg., Heft 10/2003, Bundesanzeiger Verlag (http://www.agsp.de/UB_Veroffentlichungen/Aufsatze/Aufsatz_42/hauptteil_aufsatz_42.html)

Zimmermann, Peter 1994: Bindung im Jugendalter. Entwicklung und Umgang mit aktuellen Anforderungen. Dissertation, Universität Regensburg

Zimmermann, Peter 2002: Bindungsentwicklung von der frühen Kindheit bis zum Jugendalter und ihre Bedeutung für den Umgang mit Freundschaftsbeziehungen. In: Spangler, Gottfried/Zimmermann, Peter (Hrsg.): Die Bindungstheorie. Grundlagen, Forschung und Anwendung. 4. Aufl., Stuttgart; Klett-Cotta, S. 203-231

Zimmermann, Peter/Spangler, Gottfried/Schieche, Michael/Becker-Stoll, Fabienne 2002: Bindung im Lebenslauf: Determinanten, Kontinuität, Konsequenzen und künftige Perspektiven. In: Spangler, Gottfried/Zimmermann, Peter (Hrsg.): Die Bindungstheorie. Grundlagen, Forschung und Anwendung. 4. Aufl., Stuttgart; Klett-Cotta, S. 311-332

Anhang

Auflistung der individuellen und psychosozialen Schutz- und Risikofaktoren

Tabelle 1 Schutzfaktoren von Individuen, die in mindestens 2 Längsschnittuntersuchungen an Risikokindern vor dem 6. Lebensjahr identifiziert wurden. (Grossmann, K. E. 2003, 22 adaptiert aus Werner, E. E. 2000)

Schutzfaktoren	Entwicklungsphase	Risikofaktoren
geringer Distress/ geringe Emotionalität	Säuglings- bis Erwachsenenalter	Misshandlung/ Vernachlässigung, Armut/Mehrfachrisiken
aktiv und aufgeweckt, hohes Durchsetzungsvermögen	Säuglingsalter	Armut/Mehrfachrisiken
soziale Zugewandtheit	Säuglingsalter	Misshandlung/ Vernachlässigung, Armut, psychiatrische Erkrankung (Eltern)
leichtes, attraktives Temperament (liebenswert, knuddelig)	Säuglings- bis Kleinkindalter	Misshandlung/ Vernachlässigung, Scheidung, Armut/Mehrfachrisiken, Drogenmissbrauch (Eltern)
gut entwickelte Fertigkeiten der Selbsthilfe	frühe Kindheit	Armut/Mehrfachrisiken
durchschnittliche bis überdurchschnittliche Intelligenz (Sprache und Problemlösefertigkeiten)	Kindheit bis Erwachsenenalter	Misshandlung/ Vernachlässigung, Drogenmissbrauch (Eltern), Armut/Mehrfachrisiken, psychiatrische Erkrankung (Eltern)

Schutzfaktoren	Entwicklungsphase	Risikofaktoren
ausgeprägte Leistungsmotivation	Kindheit bis Jugendalter	psychiatrische Erkrankung (Eltern), Drogenmissbrauch (Eltern), Armut/Mehrfachrisiken
besondere Begabungen, Interessen	Kindheit bis Jugendalter	psychiatrische Erkrankung (Eltern), Armut/Mehrfachrisiken
positives Selbstkonzept	Kindheit bis Jugendalter	Scheidung, Armut/Mehrfachrisiken
Planungsfähigkeit und Voraussicht	Jugend bis Erwachsenenalter	Teenager-Elternschaft, Armut/Mehrfachrisiken
starke religiöse Neigung, Glaube	Kindheit bis Erwachsenenalter	psychiatrische Erkrankung (Eltern), Drogenmissbrauch (Eltern), Armut/Mehrfachrisiken

Tabelle 2 Schutzfaktoren in der Familie und Kommune, die in mindestens 2 Längsschnittuntersuchungen an Risikokindern vor dem 6. Lebensjahr identifiziert wurden.
(Grossmann, K. E. 2003, 22 adaptiert aus Werner, E. E. 2000)

Schutzfaktoren	Entwicklungsphase	Risikofaktoren
kleine Familie (< 4 Kinder)	Säugling	Teenager-Mutterschaft, Armut/Mehrfachrisiken
mütterliche Erziehung	Säugling bis Erwachsenenalter	Teenager-Mutterschaft, Armut/Mehrfachrisiken
mütterliche Kompetenz	Säugling bis Jugendalter	Misshandlung/ Vernachlässigung, psychiatrische Erkrankung (Eltern), Armut/Mehrfachrisiken
enge Bindung zu vorrangiger Pflegeperson (die nicht ein biologischer Elternteil sein muss)	Säugling bis Jugendalter	Misshandlung/ Vernachlässigung, Drogenmissbrauch (Eltern), psychiatrische Erkrankung (Eltern), Teenager-Mutterschaft, Armut/Mehrfachrisiken
unterstützende Großeltern	Säugling bis Jugendalter	Misshandlung/ Vernachlässigung, Scheidung, Drogenmissbrauch (Eltern), Teenager-Mutterschaft, Armut/Mehrfachrisiken
unterstützende Geschwister	Kindheit bis Erwachsenenalter	Misshandlung/ Vernachlässigung, Scheidung, Drogenmissbrauch der Eltern, Armut/Mehrfachrisiken

Schutzfaktoren	Entwicklungsphase	Risikofaktoren
Mädchen: Betonung der Eigenständigkeit mit emotionaler Unterstützung durch die vorrangige Pflegeperson	Kindheit bis Jugendalter	Armut/Mehrfachrisiken
Jungen: Struktur und Regeln im Haushalt	Kindheit bis Jugendalter	Scheidung, Armut/Mehrfachrisiken
Jungen und Mädchen: aufgetragene Pflichten: »Verlangte Hilfeleistung«	Kindheit bis Jugendalter	Psychopathologie der Eltern, Armut/Mehrfachrisiken
enge, kompetente Freunde	Kindheit bis Jugendalter	Scheidung, Armut/Mehrfachrisiken
unterstützende Lehrer	Vorschul- bis Erwachsenenalter	Scheidung, psychiatrische Erkrankung (Eltern), Drogenmissbrauch der Eltern, Armut/Mehrfachrisiken
erfolgreiche Schulerfahrungen	Vorschul- bis Erwachsenenalter	Scheidung, psychiatrische Erkrankung (Eltern), Armut/Mehrfachrisiken
Mentoren (ältere Verwandte oder Freunde)	Kindheit bis Erwachsenenalter	Armut/Mehrfachrisiken

Grafische Darstellungen ausgewählter Ergebnisse der Mannheimer Risikokinderstudie

Abb. 1 Entwicklungsbeeinträchtigungen bei psychosozial belasteten Kindern im Alter von 11 Jahren (Laucht, M. 2003, 59)

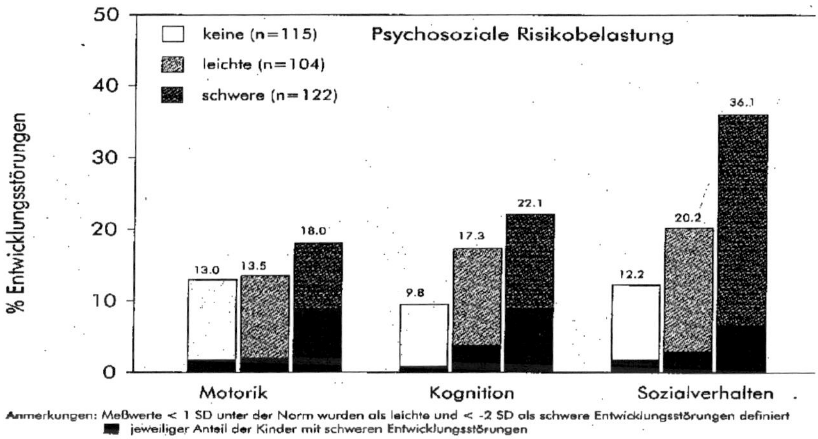

Abb. 2 Schulisches Leistungsniveau von Kindern mit psychosozialer Risikobelastung im Alter von 11 Jahren (Laucht, M. 2003, 60)

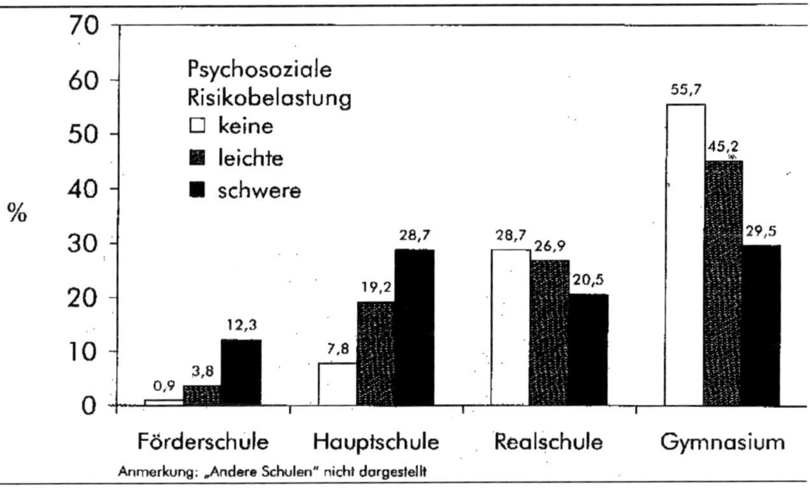

Abb. 3	Psychische Auffälligkeiten von Kindern postpartal depressiver Mütter vom Säuglings- bis zum Schulalter (Laucht, M. 2003, 62)

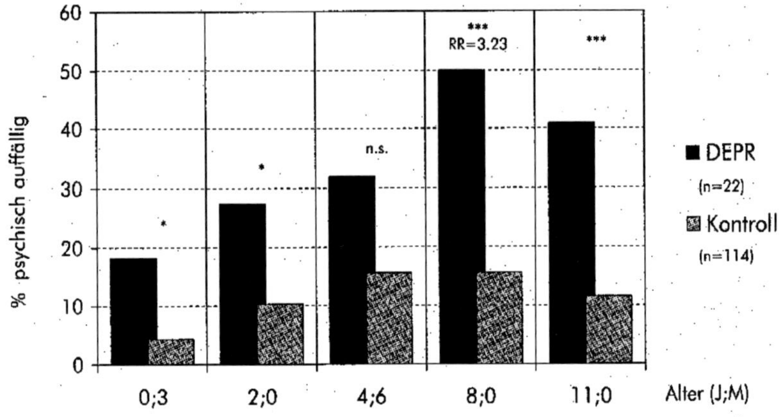

DEPR = Kinder postpartal depressiver Mütter, Kontroll = Kinder psychisch unauffälliger Mütter
RR = relatives Risiko, * p < .05, ** p < .01, *** p < .001

Abb. 4	Temperament als Schutzfaktor: Lächeln des Säuglings in der Interaktion mit der Mutter (Laucht, M. 2003, 66)

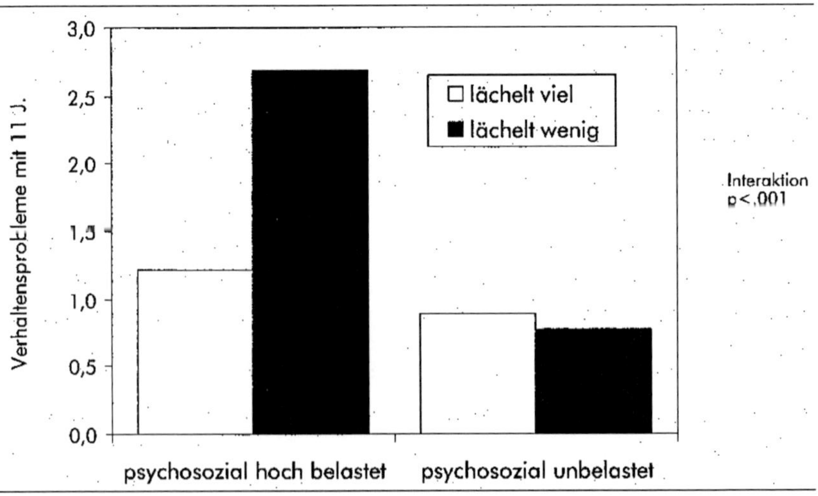

Abb. 5 Mutter-Kind-Interaktion als Schutzfaktor: Supportives Verhalten der Mutter in der Interaktion mit dem Kleinkind (Laucht, M. 2003, 67)

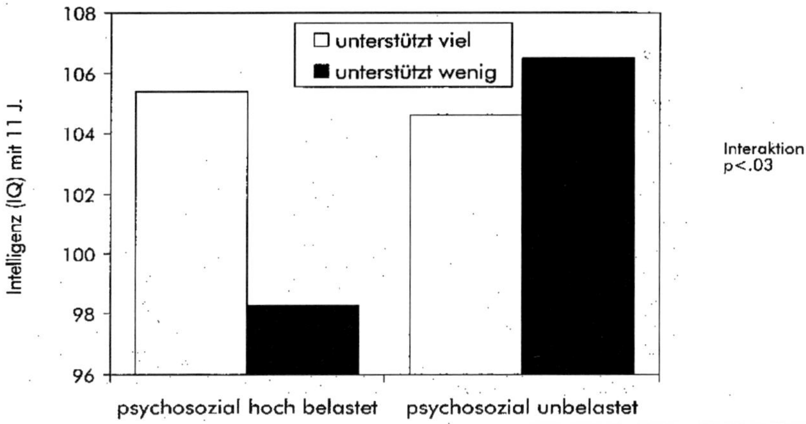